ポケットマスター臨床検査知識の整理
臨床検査総合管理学・医療安全管理学

臨床検査技師国家試験出題基準対応

新臨床検査技師教育研究会 編
只野智昭 著

医歯薬出版株式会社

発刊の序

　臨床検査技師になるためには，幅広い領域についての知識を短期間のうちに習得することが求められている．またその内容は，医学・検査技術の進歩に伴い常に新しくなっている．さらに，学生生活を締めくくり実社会に出ていくための関門となる国家試験はきわめて難関で，臨床検査技師を目指す学生の負担は大きい．

　本書は，膨大な量の知識を獲得しなければならない学生に対し，効率的に学習を進めるために，そして少しでも勉強に役立つよう，学校での授業の理解を深め，平素の学習と国家試験対策に利用できるように配慮してつくられた．国家試験出題基準をベースに構成され，臨床検査技師教育に造詣の深い教師陣により，知っておかなければならない必須の知識がまとめられている．

　「学習の目標」では，国家試験出題基準に収載されている用語を中心に，その領域におけるキーワードを掲載し，「まとめ」では，知識の整理を促すようわかりやすく簡潔に解説することを心掛けた．一通り概要がつかめたら，○×式問題の「セルフ・チェックＡ」で理解度を確認し，要点が理解できたら，今度は国家試験と同じ出題形式の「セルフ・チェックＢ」に挑戦してもらいたい．間違えた問題は，確実に知識が定着するまで「まとめ」を何度も振り返ることで確かな知識を得ることができる．「コラム」には国家試験の出題傾向やトピックスが紹介されているので，気分転換を兼ねて目を通すことをおすすめする．

　持ち運びしやすい大きさを意識して作られているので，電車やバスの中などでも活用していただきたい．本書を何度も

開き段階を追って学習を進めることにより，自信をもって国家試験に臨むことができるようになるだろう．

最後に，臨床検査技師を目指す学生の皆さんが無事に国家試験に合格され，臨床検査技師としてさまざまな世界で活躍されることを心から祈っております．

新臨床検査技師教育研究会

序

「臨床検査総合管理学・医療安全管理学」は臨床検査のすべてにかかわる科目である．臨床化学や臨床生理学のような学問体系を有した科目とは様相が異なるためか，学生からは「イメージしにくい」，「わかりにくい」という印象をもたれているように感じている．しかし，臨床検査の意義，臨床検査部門の業務，安全管理，検査の精度保証，医療安全など，取り扱っている項目はどれひとつとっても不可欠な項目であり，重要であることは論を俟たない．特に，検査の精度保証（精度管理）は病院の検査室，検査センターなど「臨床検査」を実施している施設にとって「生命線」であるといって過言ではない．現場経験のない多くの学生諸氏にとっては本書および臨地実習でその重要性の一端を感じてもらい，将来に備えてもらえればと思う一方で，むしろ精度管理の重要性は現場で精度管理を担当している臨床検査技師諸氏，管理職である技師長，検査部部長の方々は強く実感していることと推察している．学生のみならず，第一線で日々奮闘している臨床検査技師の方々にも本書を手に取っていただき，業務の一助にしていただければとも思う．

本書は臨床検査に関して広範にわたった内容であるが，「わかりやすく」かつ「必要な情報をもらさず」を念頭にまとめあげたつもりである．特に，精度管理に必要な統計学については初学者を念頭に記した．なお，ポケットマスターシリーズでの特徴である「セルフチェック」にて，各章について知識の修得を自身ではかることができる．その内容について，国家試験，医歯薬出版全国模擬試験から精選し，さらに必要に応じてオリジナル問題を作成した．理解の一助として

活用いただければ幸甚である．

　以上のように本書は授業の予習・復習に，また臨床検査技師国家試験のための勉強にも効果的なツールであると確信している．本書を有効に活用していただければ著者としてこれ以上の喜びはありません．

　本書発行にあたり，医歯薬出版編集部に多大なるご協力をいただいた．遅筆である著者に対して忍耐強くかつ効果的に編集を進めていただいた．ここに深く感謝いたします．

　2024年12月

只野　智昭

本書の使い方

1. 国家試験出題基準に掲載されている項目をベースに，項目ごとに「学習の目標」「まとめ」「セルフチェックＡ（○×式）」「セルフチェックＢ（国家試験出題形式：Ａ問題（五肢択一式），Ｘ2問題（五肢択二式）」を設けています．"国試傾向"や"トピックス"などは「コラム」で紹介しています．

2. 「学習の目標」にはチェック欄を設けました．理解度の確認に利用してください．

3. 重要事項・語句は赤字で表示しました．赤いシートを利用すると文字が隠れ，記憶の定着に活用できます．

4. セルフチェックＡ，Ｂの問題の解答は赤字で示しました．赤いシートで正解が見えないようにして問題に取り組むことができます．不正解だったものは「まとめ」や問題の解説を見直しましょう．

5. 初めから順番に取り組む必要はありません．苦手な項目や重点的に学習したい項目から取り組んでください．

授業の予習・復習に

授業の前に「学習の目標」と「まとめ」に目を通し，復習で「まとめ」と「セルフ・チェックＡ／Ｂ」に取り組むと，授業および教科書の要点がつかめ，内容をより理解しやすくなります．

定期試験や国家試験対策に

間違えた問題や自信がない項目は，「まとめ」の見出しなどに印をつけて，何度も見直して弱点を克服しましょう．

臨床検査総合管理学・医療安全管理学

目　次

1　臨床検査概論 ………………………………………… 1
- **A** 臨床検査の意義 …………………………………… 1
- **B** 検査の使い方 ……………………………………… 9
- **C** 検査の分類 ………………………………………… 11

2　臨床検査部門の業務と管理 ……………………… 17
- **A** 臨床検査部門の組織 …………………………… 17
- **B** 臨床検査部門の業務 …………………………… 23
- **C** 臨床検査技師のタスクシフト／シェア …… 30
- **D** 検査業務管理 …………………………………… 31

3　検体の採取と保存 …………………………………… 46
- **A** 採血法 ……………………………………………… 46
- **B** 採血時の安全管理 ……………………………… 54
- **C** その他の検体の採取法・取り扱い法 ……… 59
- **D** 検体の搬送と保存，廃棄 ……………………… 68

4　検査のプロセス ……………………………………… 84
- **A** 分析前プロセス …………………………………… 84
- **B** 分析プロセス ……………………………………… 90
- **C** 分析後プロセス …………………………………… 91

5　検査の精度保証（精度管理） …………………… 98
- **A** 概略 ………………………………………………… 98
- **B** 誤差（error） …………………………………… 110
- **C** 単位 ………………………………………………… 120
- **D** 精度管理法 ……………………………………… 126
- **E** 標準化 …………………………………………… 139
- **F** 検査法の信頼性評価 ………………………… 144
- **G** 医療法又は臨検法に基づく精度の確保に係る基準 … 149
- **H** 検査室の第三者評価 ………………………… 151

6 検査と社会との関わり ································ 168
   A 医療安全 ································ 168
   B 感染対策 ································ 175
   C 安全衛生管理 ································ 176
   D 検査の倫理 ································ 185

索　引 ································ 200

1 臨床検査概論

A 臨床検査の意義

学習の目標

- □ 遺伝学的検査
- □ コンピュータによる診断支援
- □ AI活用
- □ 診断補助
- □ 診断支援
- □ スクリーニング検査
- □ 基本検査
- □ 精密検査
- □ 緊急検査
- □ 外来迅速検体検査
- □ コンパニオン診断（CoDx）
- □ 標的分子
- □ 予後予測遺伝子検査

検査法の変遷

① 用手法
② 試薬キット
③ 自動化
④ コンピュータ技術の導入
⑤ 遺伝学的検査の臨床応用
⑥ 診断方法の進化：「診察のみ」から以下が実施されるようになった

- ベッドサイドでの医師による簡易検査
- 限られた検査項目による診断補助
- セット検査
- 計量診断（コンピュータによる診断支援，エキスパートシステム）
- 遺伝学的検査による病因・病態解析
- AI活用（とくに放射線診断や病理診断分野）の進展（あくまでも診断支援ツール）

　※ 診断の基本（病歴情報，診断所見）は不変

スクリーニング検査

　広義には，一見健康な対象(集団，個人)に対して，標的疾患の有無の可能性を検出するために実施する臨床検査をいう．特に，集団に対して実施する場合を「マススクリーニング」という．

1．検診
　特定の疾病の早期発見・早期治療を目指すためのスクリーニングをいう．治療法が確立している疾患，疾病が対象である．完治，寛解，予後良好が見込める時期に癌などの病気をみつけ，検査を受けた人がその病気で命を落とすことを防ぐ．「健診」は健康診断(健康診査)の略称であり，検診とは別の制度である．
- 新生児マススクリーニング
- 大腸癌検診，乳癌検診などの癌検診
- 心臓検診
- 肝臓病検診
- 腎臓病検診，など．

2．一般診療におけるスクリーニング検査(一次，二次)
　一般診療における「仮の診断」がなされたときに，その仮の診断を確実にするため，あるいは合併症や隠れた疾患を発見するために実施する臨床検査．一次スクリーニング検査(基本的検査1；表1-1)，二次スクリーニング検査(基本的検査2；表1-2)がある．

 ## 精密検査

　精密検査：スクリーニング検査にて陽性となった場合に，診断を確定するために実施する検査．

　特殊検査：精密検査にて診断を確定し，さらに病態解析，適切な治療の選択のために実施する検査．

 ## 緊急検査

　患者(救急外来，入院)の生命維持や病態の急変に即応して実施される検査．遅くとも30分以内に検査結果を報告する．通常，24時間体制で実施される．

A 臨床検査の意義 ● 3

表 1-1　基本的検査（1）（いつでもどこでも必要な検査）

① 尿検査：蛋白，糖，潜血
② 血液検査:白血球数，ヘモグロビン，ヘマトクリット，赤血球数，赤血球恒数（指数），血小板数，末梢血液像
③ 免疫血清検査：CRP
④ 血液生化学検査：総蛋白，アルブミン（アルブミン・グロブリン比：A/G 比）

CRP：C 反応性蛋白.

表 1-2　基本的検査（2）
（入院時あるいは外来初診時でも必要あるときに行う）

① 尿検査：色調，混濁，pH，比重，蛋白，糖，潜血，尿沈渣
② 血液検査:白血球数，ヘモグロビン，ヘマトクリット，赤血球数，赤血球恒数（指数），血小板数，末梢血液像
③ 血液生化学検査：総蛋白，蛋白分画，随時血糖（またはヘモグロビン A1c），総コレステロール，中性脂肪，AST，ALT，LD，ALP，γ-GT，コリンエステラーゼ，尿素窒素，クレアチニン，尿酸
④ 糞便検査：潜血反応
⑤ 免疫血清検査：CRP，HBs 抗原・抗体検査，HCV 抗体，梅毒血清反応
⑥ 胸部単純 X 線撮影
⑦ 腹部超音波検査
⑧ 心電図検査

AST：アスパラギン酸アミノトランスフェラーゼ，ALT：アラニンアミノトランスフェラーゼ，LD：乳酸脱水素酵素，ALP：アルカリホスファターゼ，γ-GT：γ-グルタミルトランスフェラーゼ，HCV：C 型肝炎ウイルス.

1．緊急検査項目と主な疾患

（1）尿定性検査

① 腎疾患：蛋白，潜血，沈渣.

② 肝疾患：ビリルビン.

③ 糖尿病：尿糖，ケトン体（糖尿病性昏睡，糖尿病性ケトアシドーシス，脱水，下痢，発熱，妊娠中毒症などに必要な検査）.

（2）髄液検査

中枢神経系疾患（頭痛，嘔吐，発熱，意識障害などの症状を伴う）に必要な検査：蛋白，糖，クロール，細胞数.

（3）血液凝固検査

出血傾向の原因検索：プロトロンビン時間，活性化部分トロンボプラスチン時間，フィブリノゲン，FDP，出血時間.

（4）血液形態検査

① 貧血の有無と原因検索

② 炎症性疾患の有無

③ 輸血量の決定などに必要な検査：赤血球数，白血球数，ヘモグロビン量，ヘマトクリット値，血小板数.

（5）生化学的検査

著明な病態（急性肝炎，肝不全，急性膵炎，腎不全，糖尿病性昏睡，心筋梗塞，電解質や酸塩基平衡失調時など）で急変時に実施する検査：総蛋白，尿素窒素，アンモニア，AST，ALP，LD，CK，アミラーゼ（血清，尿），ビリルビン，電解質，血液ガス（pH, Pao_2, $Paco_2$, Sao_2, HCO_3^-, BE）．

（6）輸血検査

① 緊急時の供血者と受血者の検査
② 輸血副作用の発生時
③ 新生児黄疸などに必要な検査：血液型，交差適合試験，Coombs試験．

（7）生理学的検査

① 心筋梗塞，重症不整脈（心室細動，心室粗動，Adams-Stokes症候群など）：心電図検査．
② 急性腹症（胆管結石，尿管結石など）：超音波検査．

（8）微生物検査

① 血流感染症：血液培養陽性時のGram染色による起因菌推定．培養液のサブカルチャーを実施．
② 髄膜炎：髄液の遠心集菌沈渣についてGram染色，Ziehl-Neelsen染色（*M. tuberculosis*など），墨汁法（*C. neoformans*など）による起因菌推定．生鮮標本観察（*Leptospira*属やアメーバ*N. fowleri*など）．
③ 尿路感染症：尿の遠心集菌沈渣について生鮮標本観察（トリコモナス原虫），Gram染色による菌種推定．
④ 気道感染症：喀痰のGram染色，抗酸菌染色，墨汁法，Giménez染色，トルイジンブルー染色の実施．
⑤ 腸管感染症：膿粘血便のGram染色（*Campylobacter*属）．糞便直接塗抹標本のヨード染色（各種原虫類）．

5 診察前検査

慢性疾患を対象に，診察前に検査を実施することにより，直近の検査情報をもとに診察することができる．したがって，行っている治療の適正性を判断し，治療の継続・変更などリアルタイムに治療をコントロールすることができる．患者の待ち時間の短縮，また保険診療上の 外来迅速検体検査加算（5項目を限度として各項目に10点加算，2018年4月1日新設）などのメリットがある．

6 コンパニオン検査

コンパニオン診断(companion diagnostics；CoDxまたはCDx)は，DNA，RNA，蛋白，代謝物など，種々のバイオマーカー検査によって得られた患者個人のゲノム情報や疾患特性に基づき，安全かつ有効な治療(分子標的薬の投薬)を選択実施(個別化医療，オーダーメイド医療)することを目的とする．診断結果により対象患者を選別し，重篤な副作用を回避しかつ高い効果が期待できる(2012年4月より開始)．標的分子となるバイオマーカーを検査するコンパニオン診断薬は，表1-3に示した種類がある．

表1-3 コンパニオン診断薬の種類(抜粋)

成分名	適応	検査項目(標的分子)
アテゾリズマブ (遺伝子組換え)	乳癌	PD-L1 蛋白
	非小細胞肺癌	
	非小細胞肺癌 (術後補助療法)	
アファチニブマレイン酸塩	非小細胞肺癌	EGFR 遺伝子変異
エヌトレクチニブ	固形癌	NTRK1/2/3 融合遺伝子
	非小細胞肺癌	ROS1 融合遺伝子
エンコラフェニブ ビニメチニブ	悪性黒色腫	BRAF 遺伝子変異
	結腸・直腸癌	
オナセムノゲン アベパルボベク	脊髄性筋萎縮症	抗アデノ随伴ウイルス9型 (AAV9) 抗体
オラパリブ	乳癌	BRCA1/2 遺伝子変異
	卵巣癌	BRCA1/2 遺伝子変異
		相同組換え修復欠損
	前立腺癌	BRCA1/2 遺伝子変異
	膵癌	BRCA1/2 遺伝子変異
カブマチニブ	非小細胞肺癌	MET 遺伝子エクソン14スキッピング変異
キザルチニブ塩酸塩	急性骨髄性白血病	FLT3 遺伝子変異
クリゾチニブ	非小細胞肺癌	ALK 融合蛋白
		ALK 融合遺伝子
		ROS1 融合遺伝子
ゲフィチニブ	非小細胞肺癌	EGFR 遺伝子変異
セツキシマブ(遺伝子組換え)	結腸・直腸癌	KRAS/NRAS 遺伝子変異

表 1-3 つづき

成分名	適応	検査項目（標的分子）
セルペルカチニブ	非小細胞肺癌	RET 融合遺伝子
	甲状腺癌	
	甲状腺髄様癌	RET 遺伝子変異
ソトラシブ	非小細胞肺癌	KRAS G12C 遺伝子変異
タゼメトスタット臭化水素酸塩	濾胞性リンパ腫	EZH2 遺伝子変異
ダブラフェニブメシル酸塩 トラメチニブ ジメチルスルホキシド付加物	悪性黒色腫	BRAF 遺伝子変異
	非小細胞肺癌	
トラスツズマブ（遺伝子組換え）	乳癌	ERBB2 コピー数異常
	唾液腺癌	HER2 遺伝子増幅度
		HER2 蛋白
トラスツズマブ（遺伝子組換え） ペルツズマブ（遺伝子組換え）	結腸・直腸癌	HER2 遺伝子増幅度
		HER2 蛋白
ニボルマブ（遺伝子組換え）	結腸・直腸癌	マイクロサテライト不安定性
ニラパリブトシル酸塩水和物	卵巣癌	相同組換え修復欠損
パニツムマブ（遺伝子組換え）	結腸・直腸癌	KRAS/NRAS 遺伝子変異
ペミガチニブ	胆道癌	FGFR2 融合遺伝子
ペムブロリズマブ（遺伝子組換え）	非小細胞肺癌	PD-L1 蛋白
	食道癌	
	乳癌	
	固形癌	マイクロサテライト不安定性
		ミスマッチ修復機能欠損
		腫瘍遺伝子変異量
	結腸・直腸癌	マイクロサテライト不安定性
		ミスマッチ修復機能欠損
ベムラフェニブ	悪性黒色腫	BRAF 遺伝子変異
モガムリズマブ（遺伝子組換え）	成人T細胞白血病リンパ腫 末梢性T細胞リンパ腫	CCR4 蛋白
ラロトレクチニブ硫酸塩	固形癌	NTRK1/2/3 融合遺伝子

7 術前・術後検査

1．術前検査

　手術の危険因子の評価（患者自身の全身状態，麻酔の種類・侵襲度，手術の種類・侵襲度）のうち，全身状態の評価については，米国麻酔

学会（American Society of Anesthesiologists；ASA）の分類が手術死亡との相関が認められ手術の危険度を示す指標として使用される（**表1-4**）．全身状態の評価の一部として術前検査を行う．術前検査としては，血液一般検査，血液型，尿検査，胸部X線，感染症，出血凝固，心電図，呼吸機能，血液ガス分析などが行われる（**表1-5**）．

表1-4　全身状態評価とASA分類

1度	手術対象となる疾患以外に全身的に疾患がない．手術対象の疾患は局所的で全身障害を起こさない．
2度	軽度ないし中等度の全身疾患を有する（よくコントロールされた高血圧，糖尿病など）．
3度	重篤な全身疾患を有する（コントロール不良の高血圧，糖尿病など）．
4度	重篤な全身疾患を有して，生命が危険な状態．
5度	瀕死の状態で生存の可能性はほとんどないが手術をしなければならないもの．

表1-5　術前一般検査（色文字は特殊検査）

1．一般検査
  1）身長，体重，体温，血圧，脈拍数
  2）血液型：ABO型，Rh型，不規則抗体
  3）血液一般：赤血球数，Hb，Ht，白血球数，白血球分類，血小板数など
  4）尿検査：比重，蛋白，糖，ウロビリノーゲン，ビリルビン，ケトン体，尿沈渣など
  5）胸部X線
  6）血清免疫反応：梅毒，HBs抗原，HBs抗体，HCV抗体，HIV抗体，CRP，腫瘍マーカー，免疫グロブリン
  7）血清電解質：Na，K，Cl，Ca，Pなど
  8）出血凝固：出血時間，PT，APTT，フィブリノーゲン，FDP，Dダイマー，AT-Ⅲ（アンチトロンビンⅢ）
2．脳神経検査
  神経学的診察，頭部CT，頸部MRI，PET脳血流量測定，脳波
3．循環器検査
  標準心電図，負荷心電図，Holter心電図，冠動脈造影，心エコー，負荷心筋シンチグラフィ
4．呼吸器系検査
  スパイロメトリ：肺活量（VC），努力肺活量（FVC），一秒率（$FEV_{1.0}$%），最大換気量（MVV）
  動脈血ガス分析：pH，Pao_2，$Paco_2$，Sao_2，BEなど
5．肝機能検査
  TP，アルブミン，A/G比，ビリルビン（T-B，D-B），TTT，ZTT，AST，ALT，LD，γ-GT，ChE，CK，総コレステロール，UA，アンモニア，ヘパプラスチンテスト，ICG（indocyanine green）試験など
6．腎機能検査
  BUN，Cr，24時間クレアチニンクリアランス（24Ccr），シスタチンC，尿浸透圧，Fishberg濃縮試験，PSP排出試験，尿中NAG，レノグラムなど
7．糖代謝機能検査
  血糖，尿糖，HbA1c，グリコアルブミン，75gOGTT，尿中Cペプチド，アルギニン負荷試験

（松野正紀監：標準外科学．第11版，p281〜298，医学書院，2007．）

術後治療成績予測に肝予備能評価を行う．肝予備能評価にはChild-Pugh分類（**表1-6**）が用いられる．

表 1-6　Child-Pugh 分類

項目　　　　　　　ポイント	1点	2点	3点
脳症	ない	軽度	ときどき昏睡
腹水	ない	少量	中等量
血清ビリルビン値 [mg/dL]	2.0 未満	2.0 ～ 3.0	3.0 超
血清アルブミン値 [g/dL]	3.5 超	2.8 ～ 3.5	2.8 未満
プロトロンビン活性値 [%]	70 超	40 ～ 70	40 未満

各項目のポイントを加算しその合計点で分類する．合計点が大きいほど肝予備能は低い．

Child-Pugh 分類	A　5～6点
	B　7～9点
	C　10～15点

また，Child-Pugh分類では脳症，腹水が主観的判定となる欠点があるため，近年，血清ビリルビン値と血清アルブミン値だけを用いる統計学的手法により考案されたALBIグレード（**表1-7**）が肝予備能評価として用いられる．ALBIグレードは，手術だけでなくラジオ波治療，肝動脈塞栓術，分子標的治療を含む全身薬物療法において治療成績予測にも用いられる．

ALBI スコア算出法

$$(\log_{10}(17.1 \times 血清ビリルビン値 [mg/dL]) \times 0.66) + (10 \times 血清アルブミン値 [g/dL] \times (-0.085))$$

表 1-7　ALBI グレード

Grade	ALBI スコア
Grade 1	≤ -2.60
Grade 2	> -2.60 to ≤ -1.39
Grade 3	> -1.39

ALBI スコアが小さいほど肝予備能は高い（Grade 1 が最も肝予備能が高い）．
（愛媛県立中央病院：肝予備能力評価法について．
https://www.eph.pref.ehime.jp/epch/guide/results/cancer/hepatic-reserve.html）

2．術後検査

術後管理として，バイタルサイン（呼吸，心電図，血圧，体温，尿

量）モニター，胸腹部X線写真，血液・尿検査，ICU，疼痛・離床，手術創・ドレーン，栄養・水・電解質，術後出血（DIC予防），術後感染症，循環器，呼吸器，消化管，肝，腎，術後合併症などに関する管理が必要となる．手術内容，患者の状態により，前述の術後管理にかかわる術後検査として多岐にわたる検査が実施される．

8 予後の検査

疾患の治療に基づく予後予測は患者にとってきわめて有用である．予後予測遺伝子検査として乳癌（oncotype DX®），遺伝子パネル検査として多遺伝子診断キット（NCC OncoPanel：114遺伝子，Todai Onco Panel：456遺伝子，Onco Prime：210遺伝子など）などがある．

B 検査の使い方

学習の目標
- □ EBM
- □ 診断
- □ 治療方針
- □ 鑑別疾患
- □ 疾患の知識
- □ DPC制度

1 科学的・論理的思考

医師は正確な診断と適切な治療方針の決定をすることが求められる．具体的には，客観的なデータに基づいて合理的に考え（科学的），筋道を立てて結論を導き出す（論理的）思考が不可欠である．診断，治療，予後予測などに臨床検査が重要な役割を果たすことはいうまでもない．臨床検査値を用いる際，以下の要素が重要となる．
① 統計学の理解：検査結果の解釈に統計学的概念を導入する．
② 批判的思考：種々検査結果の矛盾を見逃さず疑問的視野をもつ．
　想定疾患以外の疾患が隠れていることがある．
さらに上記により以下が可能となる．
① 根拠に基づく医療（evidence based medicine；EBM）：個々の

患者の状況に応じた最新のEBMを適用する．
② 問題解決：検査結果に基づいて，正確な診断および適切な治療方針を導き出す．

2 診断プロセス

診断のプロセスは次の4つのステップ（表1-8）からなる．

表1-8　診断のプロセス

ステップ	内容	補足
ステップ1	情報収集	問診・身体診察による．
ステップ2	問題の描写	ステップ1の情報を短い文章にする，またはプロブレムリストとして書き出す．これが鑑別疾患を考える基礎になる．
ステップ3	仮説の立脚と疾患の知識への照会	疾患の知識は，症状，診断のための検査，治療ならびに予後などからなる．
ステップ4	問題を説明する疾患の選択	診断確定のために必要な検査を決める．鑑別疾患は，① 最も可能性の高い疾患，② 可能性のある疾患，③ 生命予後に関わる除外すべき疾患のように濃淡をつける．

ステップ1における問診という行為は，患者が認識した心身の異常（疼痛や不快感）を聴き出すことで，生体保護のメカニズムが感知（疼痛や不快感の認識）した異常を時間的・空間的に再現することである．医師は問診により症状・徴候を引き起こしている病態，その上流にある疾患診断の工程を開始する．
ステップ2において明らかにすべきは以下の3要素である．医師はこれらの要素から鑑別疾患を考える．
1) 患者は誰か（性別，年齢，既往歴）
2) 主訴を含む主たる問題は何か（患者の主訴を医学的概念に翻訳する）
3) 症状の始まりから現在までの時間経過（発症時から現在まで，時系列に沿って把握する）
ステップ3で問題を説明しうる疾患として鑑別疾患を挙げ，ステップ4へ移行する．
（松村正巳：診断のプロセス．日本内科学会雑誌，108（3）：498～503，2019．
https://www.jstage.jst.go.jp/article/naika/108/3/108_498/_article/-char/ja　をもとに作成）

3 検査計画

DPC制度：診断群分類（diagnosis procedure combination；DPC）4,726分類（2024年5月21日更新）のいずれかに該当する場合，1日当たりの包括点数が設定され，診療報酬の額は，DPCごとに設定される包括評価部分と出来高評価部分の合計額となる包括医療費支払制度である．

DPC制度のもとでは，疾患ごとの検査（確定診断，経過観察，退院

まで）について，検査計画を立案する必要がある．

また，患者ごとにクリニカルパス（特定の疾患の治療や検査に対して時間軸を取り標準化・可視化した退院までの道筋）を示すことが望ましい．

C 検査の分類

学習の目標
- □ 検体検査
- □ 一次分類
- □ 二次分類
- □ 生理学的検査

検体検査の一次分類および二次分類

臨床検査技師等に関する法律施行規則別表第一（第十二条関係）の第1列を「検体検査の一次分類」，第2列を「検体検査の二次分類」と解釈している（**表1-9**）．この別表第一により，衛生検査所において設置すべき検査機器および器具が定められている．

表 1-9　検体検査の分類

一次分類	二次分類
微生物学的検査	細菌培養同定検査 薬剤感受性検査
免疫学的検査	免疫血液学検査 免疫血清学検査
血液学的検査	血球算定・血液細胞形態検査 血栓・止血関連検査 細胞性免疫検査
病理学的検査	病理組織検査 免疫組織化学検査 細胞検査 分子病理学的検査
生化学的検査	生化学検査 免疫化学検査 血中薬物濃度検査
尿・糞便等一般検査	尿・糞便等検査 寄生虫検査
遺伝子関連・染色体検査	病原体核酸検査 体細胞遺伝子検査 生殖細胞系列遺伝子検査 染色体検査

生理学的検査

臨床検査技師等に関する法律施行規則第一条の二で以下が定められている.

① 心電図検査(体表誘導によるものに限る)
② 心音図検査
③ 脳波検査(頭皮誘導によるものに限る)
④ 筋電図検査(針電極による場合の穿刺を除く)
⑤ 運動誘発電位検査
⑥ 体性感覚誘発電位検査
⑦ 基礎代謝検査
⑧ 呼吸機能検査(マウスピース及びノーズクリップ以外の装着器具によるものを除く)
⑨ 脈波検査
⑩ 熱画像検査
⑪ 眼振電図検査(冷水若しくは温水,電気又は圧迫による刺激を加えて行うものを除く)

⑫ 重心動揺計検査

⑬ 持続皮下グルコース検査

⑭ 超音波検査

⑮ 磁気共鳴画像検査

⑯ 眼底写真検査(散瞳薬を投与して行うものを除く)

⑰ 毛細血管抵抗検査

⑱ 経皮的血液ガス分圧検査

⑲ 聴力検査(気導により行われる定性的な検査であって次に掲げる
周波数及び聴力レベルによるものを除いたものに限る)

    イ　周波数1,000Hz及び聴力レベル30dBのもの

    ロ　周波数4,000Hz及び聴力レベル25dBのもの

    ハ　周波数4,000Hz及び聴力レベル30dBのもの

    ニ　周波数4,000Hz及び聴力レベル40dBのもの

⑳ 基準嗅覚検査及び静脈性嗅覚検査(静脈に注射する行為を除く)

㉑ 電気味覚検査及びろ紙ディスク法による味覚定量検査

㉒ 直腸肛門機能検査

参考文献

1) 松野正紀監：標準外科学. 第11版, p281〜298, 医学書院, 2007.

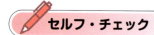

セルフ・チェック

A 次の文章で正しいものに〇，誤っているものに×をつけよ．

	〇	×
1. 日常の検査においてコンピュータ技術が導入されている．	□	□
2. AIによる診断は保険収載されている．	□	□
3. 個人に対するスクリーニング検査をマススクリーニングという．	□	□
4. 検診は治療法が確立している疾患が対象である．	□	□
5. 精密検査は特殊検査を実施した後に行う．	□	□
6. コンパニオン診断におけるバイオマーカになりうるのはDNAのみである．	□	□
7. コンパニオン診断では標的分子の存在ありで「適用」になる．	□	□
8. 緊急検査では生命維持に関わる急変に対応する検査項目が対象である．	□	□
9. 緊急検査は夜間のみの対応である．	□	□
10. HDLコレステロールは緊急検査項目に含まれる．	□	□
11. 電解質は緊急検査項目に含まれる．	□	□
12. 多遺伝子診断キットでは数百の遺伝子診断が1アッセイで可能である．	□	□

A 1-〇，2-×（診断支援の位置づけ），3-×（集団），4-〇，5-×（精密検査の後に特殊検査），6-×（他にRNA，蛋白，代謝物などさまざま），7-×（なしで適用もある），8-〇，9-×（24時間），10-×（含まれない），11-〇，12-〇

セルフ・チェック ● 15

B

1. 正しいのはどれか. 2つ選べ.
- ☐ ① 診察前に検査を実施することはできない.
- ☐ ② 検診と健診は同義である.
- ☐ ③ 特定の疾病を対象としたスクリーニングを「検診」という.
- ☐ ④ 一般診療において仮の診断がなされた場合, 精密検査を実施する.
- ☐ ⑤ コンパニオン診断では遺伝学的に個別の薬剤についての適用可否を判断している.

2. 特定の薬剤の効果や副作用を投与前に予測するための検査はどれか.
- ☐ ① 緊急検査
- ☐ ② 負荷検査
- ☐ ③ 診察前検査
- ☐ ④ コンパニオン検査
- ☐ ⑤ スクリーニング検査

3. コンパニオン検査について誤っているのはどれか.
- ☐ ① 遺伝子検査分野の一つである.
- ☐ ② 投薬量決定を補助するために行われる.
- ☐ ③ 抗癌剤の薬効を予測するために行われる.
- ☐ ④ 血中薬物濃度モニタリングのために行われる.
- ☐ ⑤ 副作用発現の個人差を把握することができる.

B 1-③と⑤（①できる. 外来迅速検体検査. ②別々の制度である. ④一次, 二次スクリーニング, その後に, 精密検査, 特殊検査）, 2-④, 3-④（④適用外）

16 ● 1 　臨床検査概論

4．緊急性の高い検査項目はどれか．2つ選べ．
- ☐ ① 血清カルシウム
- ☐ ② γ-GT
- ☐ ③ 血清トロポニン
- ☐ ④ HbA1c
- ☐ ⑤ プロカルシトニン（PCT）

5．急性心筋梗塞の診断に有用なマーカーはどれか．2つ選べ．
- ☐ ① アデノシンデアミナーゼ（ADA）
- ☐ ② 心臓型脂肪酸結合蛋白（H-FABP）
- ☐ ③ トロポニンT
- ☐ ④ 脳性ナトリウム利尿ペプチド（BNP）
- ☐ ⑤ プロカルシトニン

6．緊急検査として実施頻度の高い検査項目はどれか．2つ選べ．
- ☐ ① CEA
- ☐ ② 交差適合試験
- ☐ ③ CK-MB
- ☐ ④ HbA1c
- ☐ ⑤ LDアイソザイム

7．緊急性の高い検査項目はどれか．2つ選べ．
- ☐ ① 血清カルシウム
- ☐ ② γ-GT
- ☐ ③ H-FABP
- ☐ ④ HbA1c
- ☐ ⑤ プロカルシトニン（PCT）

4-③と⑤（①，②，④は緊急性はない，③急性心筋梗塞，⑤重症細菌感染症，敗血症のマーカー），5-②と③（①腫瘍性増殖によるプリン代謝の亢進，④心不全の病態把握，⑤重症細菌感染症，敗血症のマーカー），6-②と③（②輸血，③心筋梗塞，①，④，⑤は緊急性はない），7-③と⑤（心筋マーカー，敗血症マーカー）

2 臨床検査部門の業務と管理

A 臨床検査部門の組織

> **学習の目標**
> - □ 中央化
> - □ サテライト化
> - □ 診療部門
> - □ 診療支援部門
> - □ 臨床検査技師等に関する法律
> - □ 検体採取
> - □ 感染制御チーム
> - □ 栄養サポートチーム
> - □ 衛生検査所
> - □ FMS
> - □ ブランチラボ

検査体制の変遷

1. 中央化

多くの臨床検査室の形態は中央化され,集中的に検査を行う中央検査室組織となっている.臨床検査技師の効率的な配置,業務管理,備品管理などの面で有用である.

2. サテライト化

中央化した検査室ではニーズを十分に満たさない検査業務.
- 外来診療科近傍での尿・糞便等一般検査や生理学的検査.
- 総合診療科でのスクリーニング検査.
- 手術室,集学治療病棟(ICU:intensive care unit;集中治療室,CCU:coronary care unit;冠疾患集中治療室,NCU:neuro-surgical care unit;脳神経外科集中治療室,RCU:respiratory care unit;呼吸器疾患集中治療室,HCU:high care unit;高度治療室など)に設置.

病院の組織

病院の規模や医療施設上有する機能・特徴によって異なるが,一般的に図2-1に示したような構成である.

18 ● 2 臨床検査部門の業務と管理

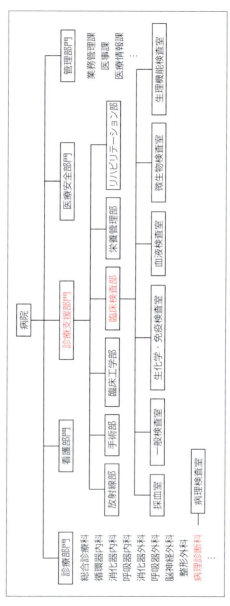

図 2-1 総合病院の組織

3 臨床検査部門の組織

図2-1に示したとおり，診療支援部門に配置されていることが多いが，診療部門に「臨床検査科」として配置している病院も散見される．臨床検査の歴史的な変遷を以下に示す．

① 初期の臨床検査は，医師が診療の合間に診療室や研究室で検査を実施していた．
② 1916年，アメリカのコロラド大学附属病院で中央検査部が創設され，病院診療科のすべての検査を中央化して行うようになった．
③ その後，1950年にわが国に中央検査部が導入された．年々，検査件数と検査項目の急増をきたし，対応策の一つとして，検査の自動化が図られた．
④ 1952年に専門の検査技術者の養成校が誕生，さらに1958年「衛生検査技師法」，1970年に「臨床検査技師，衛生検査技師等に関する法律」が公布され（第1次法改正），臨床検査の専門家である臨床検査技師が国家認定医療職種として誕生し，検査室に配属されるようになった．
⑤ 1980年に衛生検査所の登録義務化，指導監督が強化された（第2次法改正）．
⑥ 1986年には臨床実習の義務化，1993年には生理学的検査（熱画像検査，磁気共鳴画像検査，眼底写真検査：散瞳薬を投与して行うものを除く，毛細血管抵抗検査，経皮的血液ガス分圧検査）の業務拡大が施行され，多岐にわたって教育が行われるようになった．
⑦ 2000年4月から臨床実習を臨地実習に改め，期間も7単位（1単位45時間）行うことと同時に，実習時間の2/3以上は病院または診療所において行うことが定められた．
⑧ 精度（正確度，精密度）の高い検査データが迅速に臨床医に提供されるようになり，現在の科学的医療の役割の一翼を担っている．
⑨ 病院における臨床検査部の位置づけは，施設の規模によって異なるが，図2-1のようになっている．
⑩ 各検査室は臨床検査部の下に配置されるが，病理検査室は病理診断科に配置されることが多い．
⑪ 2005年に法律名が「臨床検査技師等に関する法律」と改まる（第

3次法改正），衛生検査技師制度が廃止された．
⑫ 2015年に検体採取（鼻腔，咽頭，表皮，口腔，鱗屑，痂皮，肛門から），嗅覚検査，味覚検査が業務に追加された．
⑬ 2021年に医師のタスクシフト／シェアにかかる「良質かつ適切な医療を効率的に提供する体制の確保を推進するための医療法等の一部を改正する法律（令和3年法律第49号）」が成立し，臨床検査技師に関する法律の一部が改正（同年10月施行）された．

4 診療支援部門としてのあり方

図2-1に示したように，診療支援部には臨床検査部をはじめ，放射線部，手術部などが配置されている．内科，外科など診療科目共通に必要な部門である．その意味合いから名称として「中央…」としている施設もある（例：中央検査部）．2002年3月の「国立大学附属病院の医療提供機能強化を目指したマネジメント改革について」の提言のなかに，医療技術職員を一元管理する診療支援部構想が提案された．施設により診療技術部，医療技術部，臨床技術部などの名称を用いている．

5 チーム医療

チーム医療とは，一人の患者に複数の医療専門職種[*1]で構成された医療従事者が連携・協働し，それぞれの専門スキルを発揮することで，入院中や外来通院中の患者の生活の質（QOL）の維持・向上，患者の人生観を尊重した療養の実現をサポートする．また，チーム医療においては，患者本人とその家族もチームのメンバーである（チーム医療推進協議会による「チーム医療とは」をもとに記載）．

[*1] 医師，医療ソーシャルワーカー，医療リンパドレナージセラピスト，管理栄養士，看護師，義肢装具士，救急救命士，言語聴覚士，細胞検査士，作業療法士，歯科衛生士，視能訓練士，診療情報管理士，診療放射線技師，精神保健福祉士，薬剤師，理学療法士，臨床検査技師，臨床工学技士，臨床心理士（五十音順）

① 感染対策チーム（infection control team；ICT）：感染制御チームともいう．入院患者，医療施設入居者，職員などすべての関

係者を対象とする．医療施設で建物内の感染症に関する予防，教育，医薬品などの管理を担当する．臨床検査技師の役割は，ICTラウンド，薬剤耐性菌（MRSAなど）の検出状況のモニタリング，多くの微生物のなかから起因菌を特定し，薬剤感受性など疫学的統計資料の作成，分析，感染経路把握のための調査，新たな院内感染の発見，他職種への教育，啓発など多岐にわたる．専門資格として，感染制御認定臨床微生物検査技師（infection control microbiological technologist；ICMT）がある．

② **栄養サポートチーム**（nutrition support team；NST）：患者の栄養不良スクリーニング，栄養状態の評価，栄養療法の立案，実施，栄養療法実施中のモニタリング，再評価を実施し患者の栄養状態改善を行うことにより，原疾患の治癒促進，および感染症等の合併症予防等を目的とする．臨床検査技師の役割は，各種検査結果より患者の栄養状態や消化吸収機能を評価し，栄養サポートが必要な患者の抽出，検査データからみた病状の把握や助言により栄養サポートの実施，栄養介入による効果の判定などを行うことである．

③ **糖尿病ケアチーム**（diabetes care team）：糖尿病患者の日常的な療養生活のサポートを行い，合併症（糖尿病性網膜症，糖尿病性腎症など）などによる重症化を予防することを目的する．臨床検査技師は，血糖やHbA1cを検査し，糖尿病の診断や治療効果の判断，合併症の発症予防などに関する情報を提供する．また，自己血糖測定器（SMBG）の管理や使用方法の説明などを通じて，患者の血糖自己管理を支援するとともに，検査の意義や検査値のもつ意味をわかりやすく説明し，患者の病気への理解を深める助けをする．

④ **褥瘡管理チーム**：寝たきり（あるいは寝たきりに近い），常時車いすを使用，栄養状態が悪いなどの患者が対象となる．褥瘡管理チームは褥瘡の予防・早期発見に努め，適切な褥瘡管理によって改善・治癒を目的とする．臨床検査技師の役割としては，血液を分析して，患者の栄養状態や全身状態について，また褥瘡の原因となっている細菌を特定し，薬剤の効果などについて情報提供を行う．

⑤ **呼吸ケアサポートチーム**：COPDなど呼吸器疾患，人工呼吸器装着，胸部・腹部などの手術前，手術後麻酔による呼吸に影響

が発生しうる，などの患者を対象とする．呼吸に問題を抱える患者に対して，早期に呼吸状態の改善をはかり，日常生活を過ごしやすくなるようサポートすることを目的とする．臨床検査技師の役割は，肺活量検査など呼吸に関する検査を行い，X線ではわからない肺や気管，気管支の機能状態を検査し，診断や治療効果の判断を支援する．また，感染が原因となっている場合は，起因菌を同定し，薬剤の効果などについて情報提供を行う．

⑥ 医療安全管理チーム：院内感染対策，医薬品安全対策，医療機器安全対策など安全体制を構築し，職員研修，情報の収集と分析，安全対策の立案，事故発生時の初動対応，事故の予防，発生した事故の再発防止策の立案などの実施を通して，安全文化を医療機関内に根付かせ機能させる．臨床検査技師は院内感染対策，輸血に関する一元管理，検体取り間違え対策などを実施する．

衛生検査所

① 衛生検査所は「臨床検査技師等に関する法律」に基づいて設置され，都道府県知事により認可される．2020年1月現在，全国に924施設（会社725，公益法人87，医師会立68，医療法人・その他の法人26，個人11，公立7）が登録されている．

② 人体から排出され，または採取された検体について，検体検査（ⓐ微生物学的検査，ⓑ免疫学的検査，ⓒ血液学的検査，ⓓ病理学的検査，ⓔ生化学的検査，ⓕ尿・糞便等一般検査，ⓖ遺伝子関連・染色体検査）を行うことを業とする場所をいう．

③ 1980年代より，FMS（facility management system）方式が容認された．これは，衛生検査所が病院等医療施設から提供されるスペースを利用し，分析装置，検査試薬，消耗品などを一括提供し，あわせて検体検査のシステム化など検査部（室）の総合的な管理を行うものである．臨床検査技師は医療施設所属である．法的管理責任は医療施設側にある．

④ 1993年から，医療施設内に衛生検査所の技師を常在させて検体検査を請け負うブランチラボの制度が認められた．

⑤ 衛生検査所の営業所，出張所，検体の搬送中継所などと称する場所であっても，血清分離を行う場所は，衛生検査所として登録の対象となる．

⑥ 診療所や病院などから委託を受けて検体検査を実施する場所であって，診療を行う場所ではない．
⑦ 人体と直接かかわりのない検体（水，空気，食品など）のみ分析を行うことを業とする場所は衛生検査所には該当しない．

B 臨床検査部門の業務

学習の目標
- □ 検体検査
- □ 生理学的検査
- □ 嗅覚検査
- □ 味覚検査
- □ 日常検査
- □ バッチ処理
- □ 即時報告
- □ 診察前検査
- □ 迅速検査
- □ POCT
- □ OTC
- □ 在宅医療

1 検体検査

臨床検査技師等に関する法律第2条によると，検体検査とは「人体から排出され，又は採取された検体の検査」であり，厚生労働省令で定めるものは，
① 微生物学的検査
② 免疫学的検査
③ 血液学的検査
④ 病理学的検査
⑤ 生化学的検査
⑥ 尿・糞便等一般検査
⑦ 遺伝子関連・染色体検査

である（表1-9の一次分類，2-A-6②と同）．法的解釈として検体は「モノ」であり，臨床検査技師以外でも検査を実施することはできる（業務独占ではなく開放業務）．しかしながら，2005年法改正時の附帯決議（参議院厚生委員会可決）において「臨床検査技師等の専門的知識や技能を有する者が行うことが望ましい」とされている．

2 生理学的検査

厚生労働省令で定める生理学的検査は(1-C-2の再掲),
① 心電図検査(体表誘導によるものに限る)
② 心音図検査
③ 脳波検査(頭皮誘導によるものに限る)
④ 筋電図検査(針電極による場合の穿刺を除く)
⑤ 運動誘発電位検査
⑥ 体性感覚誘発電位検査
⑦ 基礎代謝検査
⑧ 呼吸機能検査(マウスピース及びノーズクリップ以外の装着器具によるものを除く)
⑨ 脈波検査
⑩ 熱画像検査
⑪ 眼振電図検査(冷水若しくは温水,電気又は圧迫による刺激を加えて行うものを除く)
⑫ 重心動揺計検査
⑬ 持続皮下グルコース検査
⑭ 超音波検査
⑮ 磁気共鳴画像検査
⑯ 眼底写真検査(散瞳薬を投与して行うものを除く)
⑰ 毛細血管抵抗検査
⑱ 経皮的血液ガス分圧検査
⑲ 聴力検査(気導により行われる定性的な検査であって次に掲げる周波数及び聴力レベルによるものを除いたものに限る)
　イ　周波数1,000 Hz及び聴力レベル30 dBのもの
　ロ　周波数4,000 Hz及び聴力レベル25 dBのもの
　ハ　周波数4,000 Hz及び聴力レベル30 dBのもの
　ニ　周波数4,000 Hz及び聴力レベル40 dBのもの
⑳ 基準嗅覚検査及び静脈性嗅覚検査(静脈に注射する行為を除く)
㉑ 電気味覚検査及びろ紙ディスク法による味覚定量検査
㉒ 直腸肛門機能検査

である.⑳と㉑は2015年に,⑤,⑥,⑬,㉒は2021年に追加された.2005年法改正時の附帯決議において「臨床検査技師の行うことができる生理学的検査の範囲については,医療提供体制の変化や医療

日常検査

① 一般的な病態把握のために行う検査.
② 病院臨床検査部で実施される多くの検査項目は日常検査である. 主に定期的(かつ頻繁)に行われる検査が対象となる. 検体数に応じて, 毎日測定する項目, 曜日などを決めて測定する項目に分類し検査を実施する. ワークシートを用いてバッチ処理(一括処理)を実施することが多い(即時報告はなされない). バーコード対応の場合は自動即時報告を実施している(内部精度管理で合格していることが前提).

迅速検査

1. 迅速検査

緊急的な治療(救命救急)が必要でなくとも, 症状変化が比較的大きい場合は速やかに病態を把握し治療方針を立てる必要がある. このように, 外来診療中に行う検査を緊急検査と区別して迅速検査という. おおむね1時間以内の検査結果報告が求められる. 必要に応じて緊急検査項目を迅速検査として実施することもある.

2. 感染症迅速検査

① 血流感染症:遺伝子検査, 質量分析および迅速キットなどによる起因菌同定. 同時に培養液のサブカルチャーを実施.
② 髄膜炎:髄液の遠心上清を用いた迅速抗原検査(*S. pneumoniae*, *S. agalactiae*, *N. meningitidis*, *H. influenzae* b型, *E. coli*, *C. neoformans*など).
③ 尿路感染症:初尿を用いた抗原検出キット(*Chlamydia trachomatis*など).
④ 下気道感染症:喀痰を用いた迅速抗原検査(*S. pneumoniae*など). 喀痰を用いた遺伝子検査(*M. tuberculosis* complex, *M. avium/intracellulare*など).
⑤ 上気道感染症:咽頭粘液, 鼻咽腔粘液を用いた迅速抗原検査(*S. pyogenes*, インフルエンザウイルス, RSウイルス, ヒトメタ

ニューモウイルス，*Mycoplasma pneumoniae* など）．
⑥ 腸管感染症：糞便を用いた迅速抗原検査（ロタウイルス，腸管アデノウイルス，ノロウイルス，*C. difficile* など）．
⑦ 新型コロナウイルス感染症（COVID-19）：咽頭粘液，鼻咽腔粘液を用いたコロナウイルス核酸検査（等温核酸増幅技術：NEAR法）．

5 POCT（ポイント・オブ・ケア・テスティング）
（日本医療検査科学会による定義）

「被検者の傍らで医療従事者（医師や看護師）自らが行う簡便な検査である．医療従事者が検査の必要性を決定してから，その結果によって行動するまでの時間の短縮および被検者が検査を身近に感ずるという利点を活かして，迅速かつ適切な診療・看護，疾病の予防，健康増進等に寄与し，ひいては医療の質，被検者のQOLおよび満足度の向上に資する検査である．」

なお，検査の範囲に規定はない．検体検査をはじめ，生理機能検査（心電図，超音波）や非観血的検査（ビリルビン，SpO_2）においても定義を満たしていればPOCTととらえる（表2-1）．

また，「簡便な検査」とはいえ精度保証は必須であり，メンテナンス，精度管理，使用者（他の医療従事者）への教育など，臨床検査技師の果たす役割は大きい．

表 2-1　POCT で測定可能な項目

検査	測定項目
血液ガス	全般
血液	CBC，凝固検査全般
生化学	全般
尿	全般
尿ホルモン	尿中 hCG，尿中 LH
破水診断	膣分泌液中インスリン様成長因子結合蛋白 1 型（IGFBP-1）
便	ヘモグロビン，トランスフェリン
薬物	PCP（フェンシクリジン類），COC（コカイン系麻薬），AMP（覚醒剤），THC（大麻），OPI（モルヒネ系麻薬），BAR（バルビツール酸類），BZD（ベンゾジアゼピン類），TCA（三環系うつ剤）
腫瘍マーカー	膀胱組織抗原（尿），尿中核マトリックスプロテイン 22
心筋マーカー	心筋トロポニン T·I，BNP，NT-proBNP，ミオグロビン，CK-MB，D ダイマー，H-FABP
感染症	インフルエンザウイルス抗原，ロタウイルス抗原，アデノウイルス抗原，ノロウイルス抗原，カタラーゼ，ヘリコバクター・ピロリ抗原・抗体，マイコプラズマ抗体，クラミジア・トラコマチス抗原，RS ウイルス抗原，C. ディフィシル抗原，レジオネラニューモフィラ血清型 1 抗原，プロカルシトニン，A 群 β 溶血性連鎖球菌抗原，HBs 抗原・抗体，HCV 抗体，HIV-1,2 抗原・抗体，TP 抗体，大腸菌 O157 抗原，大腸菌ベロ毒素抗原，カンジダマンナン抗原，黄色ブドウ球菌抗原，淋菌抗原，抗トレポネーマパリダム抗体，COVID-19 ほか
生理機能	携帯型心電図，Holter（ホルター），超音波ほか

（日本臨床検査自動化学会（現日本医療検査科学会）：POCT ガイドライン Ver1.0．日本臨床検査自動化学会会誌，38（Suppl. 1）：2013 付録 3 より作成）

6 OTC（over the counter）検査

　OTC 薬は薬局薬店で処方箋なしで購入できる一般用医薬品であり，OTC 医薬品と呼称される．そのうち検査に用いる製品をいう．一般の人が実施可能な簡便性を有し，自宅で自己チェックすることができる．検査項目は尿蛋白，尿糖，尿 hCG（ヒト絨毛性ゴナドトロピン），尿 LH（ヒト黄体形成ホルモン）などがある．

7 在宅検査

① 主に検査のために病院などに出向く時間確保が困難な人が対象．
② 国民が自主的に参画する医療・健康管理（self medication；セルフメディケーション）の一部として OTC を用いる，または郵送

検診(図2-2)を利用する場合がある.
③ 郵送検診による在宅検査の場合は保険適用外である.

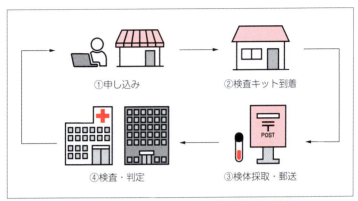

図 2-2 郵送検診の申し込みから結果返却まで流れ
(脇田 満:臨床検査部門の業務と管理.「最新臨床検査学講座 臨床検査総合管理学 第3版」医歯薬出版. 2024, p33)

8 治験業務(臨床試験)

治験とは,医薬品開発最終段階で,患者・健常者に対して効果・安全性を調べる試験である.臨床試験は,新薬以外にも既存医薬品効果の追跡調査,別の効能調査などを行う.新薬開発の概要を表2-2に示す.全工程で10〜15年,200〜300億円が必要である.

表 2-2 新薬開発の流れ

基礎研究	新規薬効物質発見,候補物質スクリーニング,合成法研究
非臨床試験	動物を用いた有効性,安全性,毒性,薬物動態などの生物学的試験研究
臨床試験	ヒトにおける有効性,安全性の試験.第Ⅰ〜Ⅲ相試験を「治験」という.
第Ⅰ相試験	健常成人を対象に安全性を中心とした薬剤動態の確認
第Ⅱ相試験	比較的少人数の患者にて有効性,安全性を調査したうえで,投与量,間隔,期間の検討
第Ⅲ相試験	多数の患者にて実際の治療に近い形で有効性,安全性を確認
承認申請・製造販売	医薬品医療機器総合機構における承認審査,許可を受け製造販売
製造販売後調査	日常診療下での有効性,安全性の確認

臨床試験（治験）は「医薬品医療機器等法」および「医薬品の臨床試験の実施の基準に関する省令」（Good Clinical Practice；GCP）にしたがって実施される（国際規則に準拠）．治験実施にあたる専門資格として治験コーディネーター（clinical research coordinator；CRC）がある．CRCに特別な資格は必要ないが，実務のなかで医療系の知識や専門性が問われるため，医療系資格を有する人材が約74％を占める．治験施設支援機関（SMO）におけるその医療系資格の内訳は臨床検査技師が約39％と最も多く，次に看護師が約37％，続いて薬剤師が約6％，その他（管理栄養士，臨床工学技士，臨床心理士など）が約18％となる（日本SMO協会調べ，2020年）．CRCは「臨床試験（＝治験）」の実施に際して，製薬会社の臨床開発モニター（clinical research associate：CRA），治験を実施する医療機関の医師（治験責任医師，治験分担医師）と各部署（治験事務局，医事課，薬剤部，検査部，看護部）と協力して治験を進めていき，被験者となる患者のサポートを行う．なお，二重盲検試験の場合，治療群か対照（偽薬投与）群であることは患者（被験者）はもちろん医師および関係者にも知らされない（試験期間中）．また，治験，臨床試験を実施している医療機関では，ISO 15189などの外部評価による認定取得が望ましい．

9 臨床検査情報室

医療施設を円滑に運営していくうえで，検査部に以下の必要性から設置される．
① チーム医療（ICT，NST，RST（呼吸器ケアサポートチーム），糖尿病患者指導，臨床研究支援）
② 臨床医，看護師からの検査全般に対する問い合わせ対応
③ 検査システム管理
④ 内部精度管理
⑤ ISO 15189における臨床医へのアドバイスサービス
⑥ 情報発信（ホームページ，機関誌等）

C 臨床検査技師のタスクシフト／シェア

学習の目標

☐ 法令改正により実施可能となった10行為

1 臨床検査技師が実施可能な業務

令和3年の法令改正（2021年10月1日施行）により，これまでの臨床検査技師の業務に10行為が追加された（表2-3）．

表2-3 令和3年の法令改正により臨床検査技師が実施可能となった10行為

検体採取 【施行令 第8条の2】	① 医療用吸引器を用いて鼻腔，口腔又は気管カニューレから喀痰を採取する行為【第2号】
	② 内視鏡用生検鉗子を用いて消化管の病変部位の組織の一部を採取する行為【第7号】
生理学的検査 【施行規則第1条の2】	③ 運動誘発電位検査【第5号】
	④ 体性感覚誘発電位検査【第6号】
	⑤ 持続皮下グルコース検査【第13号】
	⑥ 直腸肛門機能検査【第22号】
採血，検体採取又は生理学的検査に関連する行為として厚生労働省で定めるもの【施行規則第10条の2】	⑦ 採血を行う際に静脈路を確保し，当該静脈路に接続されたチューブにヘパリン加生理食塩水を充填する行為【第1号】
	⑧ 採血を行う際に静脈路を確保し，当該静脈路に点滴装置を接続する行為（電解質輸液の点滴を実施するためのものに限る．）【第2号】
	⑨ 採血を行う際に静脈路を確保し，当該静脈路に血液成分採血装置を接続する行為，当該血液成分採血装置の操作が終了した後に抜針及び止血を行う行為【第3号】
	⑩ 超音波検査のために静脈路に造影剤注入装置を接続する行為，造影剤を投与するために当該造影剤注入装置を操作する行為並びに当該造影剤の投与が終了した後に抜針及び止血を行う行為【第4号】 （注：静脈路に造影剤注入装置を接続するために静脈路を確保する行為についても，「静脈路に造影剤注入装置を接続する行為」に含まれる．造影剤を注入する際の静脈路確保は，採血を伴わなくても実施できるという判断をしている．）

（横地常広：臨床検査技師等に関する法律，最新臨床検査学講座 関係法規（宮島喜文，三村邦裕編），2024年版，p36，医歯薬出版，2024．）

D 検査業務管理

学習の目標
- 標準作業手順書
- SOP要求事項
- 管理的要求事項
- 技術的要求事項
- 在庫管理
- 保管状態
- ロット管理
- 標準物質
- 管理試薬
- 導入と更新
- 長期的計画
- 在庫管理
- 校正管理
- 内部精度管理
- 保守管理
- SPDシステム
- 守秘義務
- 個人情報保護
- セキュリティ確保
- アクセス権の階層化
- 復元不能廃棄
- 連結不可能匿名化
- 検査項目包括化
- DPC
- 医療費包括化
- 原価計算
- 収支計算
- 収支バランス

1 マニュアル，標準作業手順書＜SOP＞

臨床検査の現場では人員の交代，機器の更新，変更などにかかわらず，検査測定値の品質を一定以上の水準に保たねばならない．そのためには明文化されたマニュアルが不可欠であり，以下のようなものがある．

① 採血マニュアル
② 医療事故防止（安全対策）マニュアル
③ 感染対策マニュアル
④ 接遇マニュアル
⑤ 災害対策マニュアル

さらに，ISO 15189（臨床検査室の品質と能力に関する特定要求事項に関する国際規格）においては，すべての項目に標準作業手順書（standard operating procedure；SOP）と同義の検査手順書の作成が

義務づけられている．SOP要求事項を**表2-4**に示す．

表2-4 SOP要求事項（ISO 15189 Third edition Corrected version；2014-8-15）

管理的要求事項	技術的要求事項
1. 組織および管理責任 2. 精度管理システム 3. 文書管理 4. サービス契約 5. 委託衛生検査所による検査 6. 外部委託と納品 7. アドバイスサービス 8. クレーム対応 9. 不具合の特定と管理 10. 不具合是正措置 11. 不具合予防措置 12. 継続的改善 13. 記録の管理 14. 評価と監査 15. 管理評価	1. 人員 2. 適応環境条件 3. 測定装置，試薬，および消耗品 4. 検査前工程 5. 検査工程 6. 検査結果の精度保証 7. 検査後工程 8. 検査結果の報告 9. 検査結果の公開 10. 検査室情報管理

検査室の環境管理

検査室の環境管理の目的は，① 信頼性の高い検査結果を出すことができる，および② 検査室を使用，訪問する人々にとって安全であることである．① の目的達成には信頼性を損なう要因を排除しなければならない．そのために5S（整理 seiri・整頓 seiton・清掃 seisou・清潔 seiketsu・躾 shitsuke）を実施する．② の目的達成には感染防止対策と事故防止対策が重要である．ISO 15189取得における検査室の環境管理として，前述をふまえた内容の一例を示す（**表2-5**）．

D 検査業務管理 ● 33

表 2-5 5S, 感染・事故防止対策のポイント

項目	ポイント
5S（整理・整頓・清掃・清潔・躾）	・流しの下，引き出しの中，袋戸棚の中，机の下などに不要な物が置かれていないか． ・不要なダンボールが置かれていないか． ・何を置く場所であるか明確に示されているか（棚，机上，引き出しなど）． ・ダンボールに保管する場合，内容物が分かるような表示および保管期間（長期の場合），保管責任者が明記されているか． ・試薬と検体を冷蔵庫の同じ段で保管していないか． ・試薬の有効期限が切れていないか． ・試薬や検体を保管する冷蔵庫の温度管理を行っているか（管理範囲の設定も含む）． ・温度範囲を逸脱した場合の処置は定められているか． ・清掃頻度や清掃方法が定められているか． ・机の下，部屋の隅，機器の上にホコリがたまっていないか． ・コンセントやケーブルが絡んでいないか．ホコリがたまっていないか． ・机面や機器に検体が付着していないか． ・装置の下面，裏面や床に採血管，採血管キャップ，ピペットチップ，検体などが落ちていないか．
感染防止対策	・感染区域（感染物を扱うあるいは感染する危険性がある区域：白衣着用が必須）と清潔区域（病原体を持ち込まない区域：飲食などを行うことができる場所）が明確であるか． 　※必要な場合，上記に加えて，非感染区域（感染する可能性が少なく，必ずしも白衣の着用が必要でない）を設定する． ・従業員，来訪者，患者が立ち入ることができる区域が明確であるか． 　＊「立入り禁止」の表示 　＊外部者の入退室管理 　＊検体搬送者（白衣なし）が立ち入ることができる区域の明確化 ・検査室が無人状態になったとき，扉を施錠しているか．鍵の管理方法は決められているか． ・各検査室で着用すべき防護服は明確になっているか． ・来訪者のために白衣を用意しているか． ・手袋の使用場所は明確であるか． 　＊手袋を着用して使用するパソコン，手袋を着用しないで使用するパソコンを明確に区別する． 　＊手袋を着用して使用する電話，手袋を着用しないで使用する電話を明確に区別する．手袋を着用して使用する電話の場合，受話器を取る前に感染予防をする（例：消毒液で滅菌してから電話を取るなど）． 　＊手袋を着用して使用する筆記用具や書籍（手順書を含む），手袋を着用しないで使用する筆記用具や書籍を明確に区別する． ・針刺し，検体の飛散などの突然の事故が起こった場合，応急処置を施すことができるか． ・応急処置を行うための救急救護セットや汚染物質，危険物質の回収キットなどが準備されているか．
事故防止対策	・作業場所，通路において人同士がぶつからない広さが確保できているか． ・通路内の突起物や電源などの配線への対策がなされているか． ・頭より高いところに物を置いていないか． ・十分な照度が確保できているか． ・火災や地震の場合の避難方法が理解されているか．不測の事態を想定した定期的訓練を受けているか． ・毒劇物の管理は適切か．保管庫は常時施錠されているか． ・危険物（有機溶剤など）の保管量は廃液も含めて消防法の規制範囲内であるか．

（宮内　郁：「これで解決 ISO 15189」－第 6 回 ISO 15189 取得における検査室の環境整備について－．Sysmex Journal Web, 11 (3), 2010 より作成．
https://www.sysmex.co.jp/products_solutions/library/journal/vol11_no3/bfvlfm000000d2dy-att/2011_Vol11_3_2.pdf）

試薬の管理

 試薬管理の不備は検査値に直接的な悪影響を及ぼす.自動分析装置の普及により,通常は市販試薬(キット試薬)を購入し使用している.したがって,試薬の自家調製にかかわる管理はほぼないが,市販試薬の在庫管理(有効期限管理),保管状態(温度,湿度,光など)管理,ロット管理などの適切な実施は必須である.
① 標準物質:純物質系標準物質(一次標準物質,二次標準物質),組成標準物質(血清や尿など実試料標準物質,常用酵素標準物質)を用いて定期的に真度(正確度)を評価する(標準物質は適切な環境で保管).
② 管理試料:内部精度管理に用いる.凍結乾燥製品は一定の手順で溶解・融解しなければならない.ロットにより差異があるので,ロット管理は必須である.

検査器材・機器の管理

1.導入と更新
① 施設の規模に応じて適切かつコストパフォーマンスの高い機器を選定.また,操作性も考慮する.
② 一度にたくさんの機器の導入・更新(耐用年数:5〜8年)は財政的,労力的に困難なので,長期的計画に基づく.

2.運用,保守管理
① 運用にあたり必要な試薬,交換部品(定期的な)など消耗品の在庫管理,校正管理,内部精度管理の適切な実施が必要である.
② 定期的(日,週,月,半年,年単位)な保守管理(メンテナンス)の実施は,安定稼働および検査結果の精度保証の要件である.

3.検査器材・検査機器
 検査機器ごとの専用器材,消耗品,共通器材の適切な在庫管理が必要である.検査機器が別の機種で更新された場合,更新前の専用器材は一般的に使用できない.
① 共通器材については一元管理が適正在庫管理に有効である.
② 供給物品を中央管理するSPD(supply processing and distribution)システムの外部委託も有効である.
③ 良好な精度を維持するためにはメンテナンスが不可欠である.

メンテナンス頻度は構成部により異なる(日，週，月，3カ月，半年，年など).また内容によって使用者による実施，メーカ側が実施するメンテナンスがある.メーカ(あるいは委託業者)とメンテナンス契約を締結する方法もある.いずれにしても，メーカ指定の頻度で定期的にメンテナンスを実施することで，長期間にわたり良好な精度を保つことが期待できる.

個人情報の管理

業務上知りえた秘密を他に漏らしてはいけない旨，臨床検査技師等に関する法律の第19条に「秘密を守る義務」(守秘義務)が規定されている.また，個人情報の保護に関する法律が2005年に施行され，個人を特定できる情報(氏名，生年月日など)の適切な管理が求められている.JIS Q 15001「個人情報保護マネジメントシステム―要求事項」に適合している医療機関，衛生検査所にはプライバシーマーク制度が認定される.以下は，医療機関における個人情報保護の実施に関与する.

① 患者呼び出しシステム
② 電子情報セキュリティ確保
③ 電子カルテアクセス権の階層化
④ 不要データ(書類)の復元不能廃棄
⑤ 個人情報保護のための研修・教育
⑥ 残余検体の「業務(精度管理，基準値設定など)」および「教育(医療教育機関での実習など)」での利用においては，プール化または連結不可能匿名化して行う.
⑦ 残余検体の「研究」での利用においては，原則として被検者からの同意を書面にて得ることが必要である.

人事管理

1．組織活動の資源
① 人的資源(ヒト)：定量評価困難(人事管理が重要)
② 財務的資源(カネ)〕
③ 物的資源(モノ)　〕定量評価可能

2．人事管理の内容
① 人員配置とローテーション：定期的なローテーションにより専

門分野以外の業務を経験，効率的な業務遂行が可能．
② 教育・研修：臨床検査技師として技術・能力の向上をはかる（スキルアップ）．
③ 人事考課：力量・能力評価，性格評価，自己研鑽活動評価など．
④ メンタルヘルスケア：ハラスメント（パワー，アカデミック，セクシャルなど）防止，問題発生時のメンタルヘルスケアの実施など．

検査説明

患者・受診者などに対して，採血や各種検査の説明として以下が想定される[1]．
① 各検査項目の目的・略語・基準値などの説明
② 生理学的検査での検査実施前の説明
③ 睡眠時無呼吸症候群（SAS）の検査結果の見方
④ 糖尿病教室での説明
⑤ 糖尿病入院患者への説明
⑥ 健診受診者への項目説明
⑦ 住民向け健康教室での説明
⑧ 院内健康講座での説明

厚生労働省医政局長通知（医政発第1228001号）のなかで，採血，検査説明については，保健師助産師看護師法および臨床検査技師等に関する法律に基づき，医師などの指示のもとに看護職員および臨床検査技師が行うことができるとされているが，医師や看護職員のみで行っている実態があると指摘されている．医師と看護職員および臨床検査技師との適切な業務分担を導入することで，医師などの負担を軽減することが可能となる．

医療経済と財務管理

1．医療経済

国民医療費の高騰抑制のため診療報酬の引き下げ，**検査項目包括化**（まるめ），DPC（diagnosis procedure combination）による**医療費包括化**が実施されている．

2．収支バランス

（1）収入

出来高払い方式では，診療報酬点数表によって定められている．しかし，包括化の制限をこえる項目数，回数の検査は請求できない．DPC方式では，検査業務の明確な収入の把握が困難である．

（2）支出

次の項目があげられる．

① 人件費
② 試薬，器材などの材料費
③ 減価償却費
④ 修理費，保守管理費
⑤ 水道・光熱費，レンタル費
⑥ その他（患者サービスにかかわる費用など）

検査項目，検査機器ごとに原価計算，収支計算を行い，収支バランスを把握しておく．コスト意識をもち無駄を排除する．

参考文献

1）岩手県立病院：岩手県立病院における検査説明について，検査説明実施状況．
　　https://www5.pref.iwate.jp/~rinshoukensa/download/setsumei.pdf）

38 ● 2 臨床検査部門の業務と管理

✎ セルフ・チェック

A 次の文章で正しいものに○，誤っているものに×をつけよ．

○ ×

1. 検査室の中央化はサテライト化より医療資源を効率的に運用できる．□ □
2. 検査部門における標準作業手順書は測定手順だけである．□ □
3. マニュアルは必ずしも明文化されていなくてもよい．□ □
4. SOP要求事項は技術的要求事項のみである．□ □
5. クレーム対応もSOP要求事項に含まれる．□ □
6. 人的資源の評価と財務的資源の評価は同程度に定量評価が可能である．□ □
7. 保守管理は精度保証の要件である．□ □
8. 試薬の管理として在庫管理，保管管理，ロット管理は必須である．□ □
9. 標準物質とは純物質系標準物質をいう．□ □
10. 共通器材の適正在庫管理には一元管理が有効である．□ □
11. SPDシステムは供給物品の中央管理に有効である．□ □
12. JIS Q 15001は品質マネジメントの規格である．□ □
13. 個人情報保護の確保に電子カルテアクセス権の階層化は無効である．□ □
14. 残余検体を教育機関で実習に用いる場合は連結不可能匿名化を施す．□ □
15. 残余検体を研究に用いる場合は原則として被検者から書面をもって同意を得る．□ □
16. 診療報酬点数表による出来高払い方式において検査項目数の制限はない．□ □

A 1-○，2-×（他に採血，安全対策，感染対策など），3-×（明文化は必須），4-×（管理的要求事項もある），5-○，6-×（人的資源の定量評価は困難），7-○，8-○，9-×（組成標準物質も含まれる），10-○，11-○，12-×（個人情報保護マネジメントの規格），13-×（有効），14-○，15-○，16-×（ある．項目数，回数の包括（検査項目包括化））

セルフ・チェック ● 39

17. DPC方式において検査項目数の制限はない. □ □
18. DPC制度では包括評価部分が診療報酬の対象である. □ □
19. POCTは被検者自身が実施することができる. □ □
20. OTC検査は被検者自身が実施することができる. □ □
21. FMS方式における臨床検査技師の所属は衛生検査所である. □ □
22. ブランチラボにおける臨床検査技師の所属は医療施設である. □ □
23. 食品などヒト由来の検体を扱わなくても衛生検査所の登録は義務である. □ □
24. 血清分離のみを行う施設でも衛生検査所の登録は義務である. □ □
25. 臨床検査部は病院において管理部門に配置される. □ □
26. 1980年に嗅覚検査,味覚検査が業務に追加された. □ □
27. 検体検査は臨床検査技師の業務独占である. □ □
28. 眼振電図検査において臨床検査技師は冷水等の刺激を加えることができない. □ □
29. バッチ処理を行うことによって検査結果の即時報告が可能となる. □ □
30. 診察前検査は自動分析装置の性能向上に伴い可能となった. □ □
31. 治験の第Ⅲ相試験は実際の治療に近い形で実施される. □ □
32. 医薬品は承認された後の調査は不要である. □ □
33. ISO 15189において臨床検査情報室では臨床医へのアドバイスサービスを実施する. □ □

17-×(ある.検査のみならず治療内容,入院日数など疾患ごとの医療費全体が包括化されている),18-×(包括評価部分と出来高評価部分の合計額(包括医療費支払制度)),19-×(医療従事者),20-○,21-×(医療施設),22-×(衛生検査所),23-×(不要),24-○,25-×(診療支援部門),26-×(2015年),27-×(開放業務),28-○,29-×(即時報告はできない),30-○,31-○,32-×(日常診療下での有効性,安全性の確認が必要),33-○

40 ● 2 臨床検査部門の業務と管理

B

1. POCT（ポイント・オブ・ケア・テスティング）の対象でないのはどれか．
   - [ ] ① 血糖
   - [ ] ② 血液ガス
   - [ ] ③ 血清蛋白分画
   - [ ] ④ 血中トロポニン
   - [ ] ⑤ インフルエンザウイルス抗原

2. POCTとして**実施されていない**のはどれか．
   - [ ] ① グルコース検査
   - [ ] ② ヘモグロビンA1c検査
   - [ ] ③ 尿蛋白定性検査
   - [ ] ④ 細菌薬剤感受性検査
   - [ ] ⑤ 超音波検査

3. POCTについて正しいのはどれか．
   - [ ] ① 臨床医にコンサルテーションを行うことである．
   - [ ] ② 医療の計画・実施の標準化と可視化を行うことである．
   - [ ] ③ 件数が少ない検査や手間がかかる検査が対象となる．
   - [ ] ④ 患者の傍らで医療従事者が行う簡便な検査である．
   - [ ] ⑤ 機器は検査室と同じものを使用する．

4. POCTで**採用されていない**測定原理はどれか．
   - [ ] ① 電気泳動法
   - [ ] ② 電気抵抗法
   - [ ] ③ 酵素免疫測定法
   - [ ] ④ ラテックス凝集法
   - [ ] ⑤ イムノクロマト法

B 1-③（現状の技術では不可），2-④（数日を要してしまうため），3-④（①臨床検査医学部門の役割，②クリニカルパス，③外注検査，⑤可搬機器でないと不可），4-①（電気泳動法では数分以内で分析が完了せず，また現状では可搬機器はない）

セルフ・チェック ● 41

5. OTC（over the counter）検査として実施されるのはどれか.
   2つ選べ.
   □ ① 尿糖
   □ ② 妊娠反応
   □ ③ ABO血液型
   □ ④ インフルエンザ
   □ ⑤ 動脈血酸素分圧

6. 国内で承認されていないOTC検査薬はどれか.
   □ ① 尿糖検査薬
   □ ② 尿蛋白検査薬
   □ ③ 尿中hCG検査薬
   □ ④ 尿中LH検査薬
   □ ⑤ 血中PSA検査薬

7. 国内で認可されているOTC検査はどれか. **2つ選べ.**
   □ ① 血中PSA検査
   □ ② 血中トロポニン検査
   □ ③ 尿中hCG検査
   □ ④ 尿糖検査
   □ ⑤ 便中ヘモグロビン検査

5-①と②（③，④，⑤は医療従事者による実施），6-⑤（①，②，③，④は承認販売されている），7-③と④（③，④は承認販売されている）

42 ● 2 臨床検査部門の業務と管理

8. チーム医療と臨床検査技師の係わり事例との組合せで**適切でないのはどれか**.

- [ ] ① 栄養サポートチーム ─ 検査データからみた栄養状態の評価
- [ ] ② 化学療法チーム ─── 抗悪性腫瘍薬の効用についての情報提供
- [ ] ③ 感染制御チーム ─── 耐性菌や薬剤耐性の調査，報告
- [ ] ④ 褥瘡対策チーム ─── 創傷からの細菌培養結果のモニタリング
- [ ] ⑤ 糖尿病療養チーム ── 自己血糖測定器についての指導

9. 臨床検査技師が単独で行うことができるのはどれか．**2つ選べ**．

- [ ] ① 頭皮誘導による脳波検査
- [ ] ② 針電極による筋電図検査
- [ ] ③ 散瞳薬を用いた眼底写真検査
- [ ] ④ 冷水刺激による眼振電図検査
- [ ] ⑤ マウスピースを用いた呼吸機能検査

10. 臨床検査技師が**実施できない検査**はどれか．

- [ ] ① 体表誘導による心電図検査
- [ ] ② マンモグラフィ検査
- [ ] ③ 重心動揺計検査
- [ ] ④ 基礎代謝検査
- [ ] ⑤ 熱画像検査

11. 臨床検査技師が行うことのできる**生理学的検査**はどれか．**2つ選べ**．

- [ ] ① 針電極による筋電図検査
- [ ] ② 散瞳薬を使用した眼底写真検査
- [ ] ③ 温水刺激による眼振電図検査
- [ ] ④ 磁気共鳴画像検査
- [ ] ⑤ 経皮的血液ガス分圧検査

8-②（主に薬剤師が係わる），9-①と⑤（②医師，③，④医師，視能訓練士），
10-②（医師，診療放射線技師），11-④と⑤（①医師，②，③視能訓練士）

セルフ・チェック ● 43

12. 診察前検査で**誤っている**のはどれか.
- ☐ ① 主に急性期疾患患者が対象となる.
- ☐ ② 待ち時間が短縮され, 時間が有効に活用できる.
- ☐ ③ 医療機関への受診回数を減らす.
- ☐ ④ 保険診療上の検体検査加算がある.
- ☐ ⑤ その日の状態に合った治療を受けられる.

13. 臨床試験業務で**誤っている**のはどれか.
- ☐ ① 新薬開発のために行う.
- ☐ ② 薬の安全性を調べるために行う.
- ☐ ③ 既存医薬品の効果の追跡調査を行う.
- ☐ ④ 二重盲検試験に関わる臨床検査技師は偽薬投与患者を事前に把握する.
- ☐ ⑤ 臨床試験実施医療機関は外部評価による認定を取得することが望ましい.

14. SOP要求事項のうち技術的要求事項はどれか. **2つ選べ.**
- ☐ ① 検査前工程
- ☐ ② 記録の管理
- ☐ ③ 評価と監査
- ☐ ④ 不具合の特定と管理
- ☐ ⑤ 検査結果の精度保証

15. 臨床検査室における物品管理について**誤っている**のはどれか.
- ☐ ① 在庫管理
- ☐ ② 保管状態の管理
- ☐ ③ 管理試料のロット管理
- ☐ ④ 共通器材の分散管理
- ☐ ⑤ SPDシステム

12-①(慢性疾患患者), 13-④(治療群, 対照(偽薬投与)群ともに医師, 患者および関係者に知らされない), 14-①と⑤(②, ③, ④は管理的要求事項), 15-④(共通器材は一元管理が適切)

44 ● 2 臨床検査部門の業務と管理

16. 個人情報保護について**誤っている**のはどれか.
- □ ① 個人情報には患者氏名が含まれる.
- □ ② 臨床検査技師は法による守秘義務が課されている.
- □ ③ 患者から採取した検体は個人情報として取り扱う.
- □ ④ 患者は診療録開示請求により本人の診療録を閲覧できる.
- □ ⑤ 臨床検査終了後の残余検体は研究目的ならば自由に利用できる.

17. 個人情報の取り扱いについて正しいのはどれか. **2つ選べ**.
- □ ① 患者名が記載された不要となった書類を一般の資源ごみに出した.
- □ ② 入院患者の検査結果を匿名化して学会に発表した.
- □ ③ 知人が来院したことを友達に話した.
- □ ④ 検査済み検体をプールして管理試料を作製した.
- □ ⑤ 患者データをUSBメモリにコピーして自宅に持ち帰り集計作業をした.

18. 医療機関における患者個人情報の取り扱いで正しいのはどれか. **2つ選べ**.
- □ ① ISO 9001により規定される.
- □ ② 検体番号のみでも個人情報に該当する.
- □ ③ 患者本人の情報開示請求には速やかに応じる.
- □ ④ 残余検体の教育的利用においては連結不可能匿名化を施す.
- □ ⑤ 職種間の情報共有のため電子カルテへのアクセス制限は設けない.

16-⑤（原則として被検者から書面にて同意を得る）, 17-②と④（①シュレッドが必要, ③守秘義務に反する, ⑤当該施設より外への患者データ（個人情報）の持ち出しは, USBメモリなど記憶媒体の紛失, 盗難による個人情報の漏洩につながるので持ち出し厳禁である, 18-③と④（①JIS Q 15001, ②個人を特定できないので個人情報に該当しない, ⑤アクセス権の階層化が必要）

セルフ・チェック ● 45

19. 財務管理について**誤っている**のはどれか.

　　□　① 人件費は支出に含める.
　　□　② 検査項目ごとに原価計算をしておく.
　　□　③ DPCによる医療費は出来高払い方式である.
　　□　④ DPCでは検査業務の明確な収入の把握は困難である.
　　□　⑤ 検査項目包括化により同時に検査できない項目が発生する.

19-③(医療費包括化方式)

3 検体の採取と保存

A 採血法

> **学習の目標**
> - □ 採血条件
> - □ 抗凝固剤
> - □ 標準採血法
> - □ 赤血球, 血漿中成分の濃度
> - □ 採血量
> - □ 採血時の安全管理
> - □ 全血, 血漿, 血清

採血器具

採血管ホルダー(注射器), 翼状針(注射針, 21～23G), 真空採血管, 駆血帯, 採血用枕, 消毒綿(80%エタノール, 70%イソプロピルアルコール, グルコン酸クロルヘキシジン), 温タオル, 止血バンド, 絆創膏など.

採血条件

通常, 早朝空腹時(前日夕食後より12～16時間)を原則とする. 生理的な要因(体位, 運動, 日内変動, 性差, 年齢差, 嗜好品など)によって変動する成分があるので注意が必要である(表3-1～3-10).

表 3-1 食事により影響される成分

食後上昇	① グルコース, ② 中性脂肪 (TG), ③ リポ蛋白 (カイロミクロン, VLDL, β-リポ蛋白), ④ 総脂質, ⑤ ALP (O型, B型の分泌型およびLewis陽性者), ⑥ インスリン, ⑦ 胆汁酸
食後低下	① 無機リン, ② 遊離脂肪酸, ③ カリウム, ④ ヘモグロビン

表 3-2 採血時の姿勢により変動する成分

立位>臥位	① 総蛋白, ② アルブミン, ③ カルシウム, ④ レニン活性, ⑤ LD, ⑥ ビリルビン

A 採血法 ● 47

表 3-3　運動により変動する成分

運動後上昇	① CK, ② LD, ③ AST, ④ ALT, ⑤ ピルビン酸, ⑥ 乳酸, ⑦ 白血球数, ⑧ グルコース（一過性的上昇：短時間の激しい運動）
運動後低下	① グルコース（長時間の運動）

表 3-4　日内変動が著しい成分

成分	日内変動
ACTH, コルチゾール	早朝（5～6時）に高値, 夜間に低値（約 1/2）
レニン活性	午前に高値, 夜間に低値
血清鉄	早朝～午前に高値, 夜間に低値
カテコールアミン：NE（E, ドーパミン：不変）	日中に高値, 夜間～早朝に低値
メラトニン, TSH, ADH（抗利尿ホルモン）	日中に低値, 夜間に高値
GH（成長ホルモン）, プロラクチン	日中に低値, 夜間睡眠時に高値
cAMP	午後に高値
カルシウム	夜間に低下傾向
ヘモグロビン	早朝空腹時に低値, 夕方（16時）に高値

表 3-5　性差が認められる成分

男性＞女性	① γ-GT, ② CK, ③ LAP, ④ 尿素窒素, ⑤ 尿酸, ⑥ クレアチニン, ⑦ ヘモグロビン, ⑧ 血清鉄, ⑨ 尿中 17-OS, 17-OHCS
女性＞男性	① コレステロール（閉経後）, ② クレアチン, ③ HDL-コレステロール, ④ 血清銅, ⑤ FSH, ⑥ LH

表 3-6　年齢差が認められる成分

成人＞小児	① コレステロール, ② グロブリン, ③ TP, ④ 血清鉄, ⑤ アミラーゼ, ⑥ リン脂質, ⑦ クレアチニン
小児＞成人	① ALP, ② A/G比, ③ ビリルビン, ④ AST, ⑤ ALT, ⑥ LD, ⑦ γ-GT, ⑧ 酸性ホスファターゼ, ⑨ 無機リン

表 3-7　新生児（4週）～乳児（1歳）で著明な変動（成人に対して）を示す成分

高値	① FFA, ② LD, ③ ALP, ④ P, ⑤ WBC, ⑥ アルドステロン, ⑦ レニン活性, ⑧ α-フェトプロテイン
低値	① TP, ② クレアチニン, ③ コレステロール, ④ アミラーゼ

表 3-8　老人期（65 歳以上）に著明な変動を示す成分

高値	① カテコールアミン，② PTH，③ ALP（女性）
低値	① TP，② アルブミン，③ カルシトニン，④ テストステロン，⑤ アルドステロン

表 3-9　個体差（個人の正常値差）が著明な成分

大きい	① ALP，② コレステロール，③ コリンエステラーゼ，④ ALT，⑤ AST，⑥ γ-GT，⑦ 尿酸，⑧ ZTT
小さい	① Na，② K，③ Cl，④ Ca，⑤ iP

表 3-10　嗜好品の摂取により変動する成分

飲酒習慣により上昇	① γ-GT，② ALP，③ 中性脂肪（TG），④ HDL-コレステロール，⑤ 尿酸
コーヒー（カフェイン）摂取習慣により上昇	① 遊離脂肪酸，② コルチゾール
長期喫煙により増加傾向	① 一酸化炭素ヘモグロビン，② CEA（IgG 低下），③ 白血球，④ ノルアドレナリン

抗凝固剤,解糖阻止剤

検体が血清の場合は必要ないが,血漿および全血の場合は検査項目に対応した抗凝固剤(表3-11,3-12)を用いる.また,グルコース測定に際しては,解糖阻止剤としてNaFを添加する(エノラーゼ活性阻止).

表3-11 抗凝固剤の種類と主な用途

種 類	必要量(全血/mLあたり)	主な用途	注意項目
ヘパリン (Na塩,Li塩)	0.01~0.1 mg	血算,Hb,Ht測定,pH,血液ガス,各種生化学検査	経時的な血小板数の減少.白血球形態の変化.Na,Li,リポ蛋白リパーゼ測定は不適.
二重シュウ酸塩 (K塩,NH₄塩)	2 mg {シュウ酸K 0.75 g / シュウ酸NH₄ 1.25 g / 水 100 mL} 採血量に応じた量を55℃で乾燥後用いる	血算,Hb,Ht,網赤血球算定	経時的な血小板数の減少.採血5時間後,白血球形態の変化.含N成分や,NH₃,K,LD,酸性ホスファターゼ測定は不適.
クエン酸Na	5 mg {ⓐ 3.8%溶液0.4 mLに全血1.6 mL / ⓑ 3.2%溶液1容に全血9容 / ⓒ 2%溶液18 mLあるいは10%溶液3 mLを全血100 mLに加える}	ⓐ 赤沈 ⓑ 凝固 ⓒ 輸血 の各検査	血球の容積が変化する.
EDTA-2Na (2K,3K塩)	1 mg/mL 0.7% NaCl溶液	血小板算定 すべての血液検査	2K塩,水溶性大で最適. 血液pH,Ca,LD,ALP測定不適.
NaF +ヘパリン +EDTA-2Na	NaF (5.0 mg)+ヘパリンNa (12.5 U)+EDTA-2Na (3.7 mg)	血糖	ウレアーゼ法によるBUN,LD,アミラーゼ,Ca測定は不適.
ACD液	5 mg {血液100 mLに15 mL用いる}	血液保存用	

表 3-12 抗凝固剤が必要な検査項目（表 3-11 以外）

抗凝固剤	検査項目
ヘパリン Na	γ-アミノ酪酸（GABA），脂肪酸分画，リポ蛋白リパーゼ（LPL），TDM として次の治療薬：抗てんかん薬（フェノバルビタール，プリミドンなど），抗悪性腫瘍剤（メトトレキサート，イマチニブなど），気管支拡張剤（テオフィリンなど），抗不整脈薬（ジソピラミド，プロカインアミド），染色体（全血）など
3.2%クエン酸 Na	C1 インアクチベーター活性，HIT 抗体（血小板第 4 因子・ヘパリン複合体抗体）など
EDTA-2Na	アミノ酸分析（39 種），ミコフェノール酸（免疫抑制剤），副腎皮質刺激ホルモン（ACTH），抗利尿ホルモン（AVP），アルドステロン／レニン活性比，カテコールアミン 3 分画（A：アドレナリン，NA：ノルアドレナリン，DA：ドーパミン），レニン活性，BNP，EB ウイルス核酸定量など
EDTA-2K	ビタミン B_1・B_2（全血），免疫抑制剤（シクロスポリン，タクロリムスなど）（全血）など
EDTA-2Na ＋アプロチニン	hANP，膵グルカゴンなど
NaF＋ヘパリン Na ＋EDTA-2Na	HbA1c（全血）など

4 標準採血法

① 採血依頼書に記載されている ID，患者氏名，生年月日，検査項目など，対象患者であることを確認する．さらに，アルコール過敏症，血管迷走神経反応（VVR）の既往，食事制限などを確認する．

② 採血器具（前述の A-1）を用意する．さらに検査項目に応じた採血管を用意する．

③ 採血管ホルダーに翼状針（注射針）を装着する．

④ 目視および指で触れて穿刺すべき血管に見当をつける（駆血帯を用いて血管怒張）．血管の太さ，深さ，弾力性，位置，拍動などの観点からも確認する．第 1 選択肢は橈側皮静脈，第 2 候補は肘正中皮静脈，第 3 候補は尺側皮静脈である．正中神経は，尺側皮静脈および肘正中皮静脈付近を走行していることが多い．前腕，手背の皮静脈を積極的に使用する．ただし，手首の橈側付近の静脈は近傍を橈骨神経浅枝が走行しているため避ける．穿刺には翼状針を使用する．

⑤ 駆血帯を用いて血管を怒張させる．怒張しにくい場合は温タオルで温める．クレンチングは行わない（K の高値化をきたす）．

A　採血法 ●**51**

⑥ 穿刺部位を消毒綿で清拭する.

⑦ 翼状針（注射針）の切口面を上にし，30°以下の角度で穿刺する.
穿刺する前に「少しチクッとします」など，患者に声をかける.

⑧ 採血管をホルダーに差し込み血液の流入（吸引）を確認する. 吸
引が終了したらホルダーから採血管を取り外し転倒混和する.

⑨ 必要に応じて次の採血管を差し込み，⑧ を行う.

⑩ 必要な血液が採取できたら抜針する. このとき必ず駆血帯を外してから行う.

⑪ 穿刺部位を消毒綿で5分程度押さえるよう患者に伝える（止血バンドを使用してもよい）.

⑫ 止血を確認し絆創膏を貼る.

※真空採血管を使わず採血し試験管に分注する場合，注射針を装着したまま分注しない. 溶血する可能性が高くなる（特に23Gのような細い針）. 溶血した場合，影響を受ける検査項目がある（表3-13）.

表3-13　赤血球，血漿中成分の濃度（数値は溶血により高値化）

生体成分		赤血球	血漿	赤血球 / 血漿比
LD	(U/L)	58,000	360	160
AST	(U/L)	1,200	30	40
ALT	(U/L)	167	25	6.7
アルドラーゼ	(U/L)	900	3 ～ 10	約150
酸性ホスファターゼ	(U/L)	200	3	67
アルギナーゼ	(U/L)	11.7	0	約1,000
非蛋白性窒素	(mg/dL)	44	25	1.76
尿素窒素	(mg/dL)	14	17	0.82
尿酸	(mg/dL)	2.5	4.6	0.54
クレアチニン	(mg/dL)	1.8	1.1	1.63
ビリルビン	(mg/dL)	0	0.1 ～ 1.0	0.0
アンモニア	(μg/dL)	84	30	2.8
ナトリウム	(mmol/L)	16	140	0.11
カリウム	(mmol/L)	100	4.4	22.7
クロール	(mmol/L)	52	104	0.5
HCO_3^-	(mmol/L)	19	26	0.73
カルシウム	(mg/dL)	1.0	10.0	0.10
マグネシウム	(mmol/L)	5.5	2.2	2.5
無機リン	(mg/dL)	2.5	3.2	0.78
鉄	(μg/dL)	11,600	120	97
総コレステロール	(mg/dL)	139	194	0.72
エステル型コレステロール	(mg/dL)	0	130	0.0
グルコース	(mg/dL)	74	90	0.82
非糖性還元物質	(mg/dL)	40	8.0	5.0
アミラーゼ，γ-GT，CK活性については，赤血球中の存在が確認されていない				

静脈血

臨床検査技師は，医師または歯科医師の具体的な指示を受けて，耳朶，指頭および足蹠の毛細血管ならびに肘静脈，手背および足背の表在静脈その他の四肢の表在静脈から採血することができる（臨床検査技師等に関する法律および施行令）．また，臨床検査技師の行う採血量については「医師が，検査上必要であり，採血によって患者の体調等に問題が生じないと判断すれば，20 mL 以上の採血は法に違反するものではない」とされている（2008年臨床検査医学会の疑義照会に対する厚生労働省医政局医事課長回答）．

毛細血管血

毛細血管採血部位は「耳朶，指頭および足蹠」とされている．

全血，血漿，血清

1．全血
抗凝固剤入りの採血管で採血→転倒混和→検査に使用

2．血漿
抗凝固剤入りの採血管で採血→転倒混和→3,000〜3,500 rpm（約2,000G），10〜15分，遠心分離→上清を血漿として検査に使用

3．血清
分離剤入り（凝固促進剤も通常添加）採血管で採血→転倒混和→血液が十分に凝固するまで放置（約20分）→3,000〜3,500 rpm（約2,000G），10〜15分，遠心分離→上清を血清として検査に使用

4．検体の保存
① 原則として−80℃以下が望ましい．
② −20℃では不安定な成分（LD$_4$，LD$_5$やアミノペプチダーゼなど）がある．
③ 全血放置により変化する血漿成分（表3-14）がある．
④ 血清中生化学的成分は保存によりそれぞれ安定性が異なる．
⑤ いかなる対策でも採取時状態を完全に保つことは不可能．
⑥ 基本的には，採血後すみやかな血清分離と測定の実施が重要．

A 採血法 ● 53

表 3-14　全血放置により変化する主な血漿成分

	成分	要因	対策
低値化を示す成分	グルコース	赤血球の解糖作用（代謝産物の乳酸，ピルビン酸は増加）	NaF などの解糖阻止剤を用いる
	酸性ホスファターゼ	pH の変化に伴った失活（非常に不安定）	採血後，すみやかに測定，血清分離後，酢酸あるいはクエン酸で酸性（pH 6.5）下で保存する
	ビリルビン	光および空気中酸素による酸化（ビリベルジン）	遮光，酸化防止
	遊離型コレステロール	LCAT の作用（エステル型は高値化，レシチンとホスファチジルコリンは低値化）	有効な対処法はない
	クレアチンキナーゼ	空気中の酸素により失活（SH 酵素の特徴）	還元型グルタチオンなどの SH 剤の存在下で安定
高値化を示す成分	カリウム	赤血球膜の透過性の変化（能動輸送，Na は低値化する）	すみやかな血清分離実施
	アンモニア	CO_2 の喪失に伴った pH の上昇変化，遊離アミノ酸の分解	採血後，ただちに氷冷，または血漿分離し，30 分以内に測定
	遊離脂肪酸	リポ蛋白リパーゼ（中性脂肪の分解）	有効な対処法はない
	無機リン	血球からの有機リン酸の遊離	すみやかな血清分離
	クレアチニン	赤血球由来	すみやかな血清分離
	乳酸デヒドロゲナーゼ	赤血球由来	すみやかな血清分離

B 採血時の安全管理

学習の目標

- [ ] VVR
- [ ] 末梢神経損傷
- [ ] 感染症
- [ ] 採血合併症
- [ ] 針刺事故防止

1 血管迷走神経反応(vasovagal reaction；VVR)

採血中や採血後に迷走神経興奮によって生じる諸症状の総称である．血圧低下，徐脈，吐き気などを示し，重症の場合には，意識消失，痙攣，失禁にいたる．心理的不安や緊張によって起こりやすい．採血の副作用としては最も発生頻度が高いとされている．対応策を示す(表3-15)．

表 3-15 採血による VVR 対応策

	採血前確認	VVR 歴確認			
採血前	直前の口頭問診	VVR 既往を確認 ① VVR 経験の有無 ② VVR 経験ありの場合，臥位採血（ベッド上採血）を実施			
採血中確認事項	VVR 判定基準および症状	判定	Ⅰ度	Ⅱ度	Ⅲ度
^	^	症状	血圧低下 徐脈 (>40/分) 顔面蒼白, 冷汗, 悪心など	Ⅰ度に加え 意識消失, 徐脈 (≦40/分), 血圧低下 (収縮期 <90 mm Hg), 嘔気, 嘔吐	Ⅱ度に加え 痙攣, 失禁
発症後の対応策および離床基準	1. 即時抜針する． 2. 人を呼び2人1組ですみやかに椅子ごと患者をベッドに移動する． 3. ベッド上安静とし，下肢挙上，枕不使用，バイタルサイン（脈拍数，呼吸数，血圧，体温）を測定する． 4. 5分ごとにバイタルサインを測定し，収縮期血圧 <90 mmHg，脈拍数 <40/分の場合はさらに5分安静とする． （VVR Ⅱ・Ⅲ度の場合はバイタルサイン測定後 15 分間はベッド上安静とする） 5. 自覚症状，他覚症状が消失すれば離床可能とする．				
発症後の事後処理	VVR 発症状況について記録し情報共有する．				

(粟田有紀，川﨑エミ，大谷美幸，ほか：採血による血管迷走神経反応の実態調査ならびにその対応について．総合健診，42（6）：623～628, 2015 より作成．
https://www.jstage.jst.go.jp/article/jhep/42/6/42_623/_pdf)

2 末梢神経損傷[1〜4]

　浅層上肢(肘窩)には，橈側皮静脈(親指側)，尺側皮静脈(小指側)および肘正中皮静脈がある．肘正中皮静脈と尺側皮静脈のすぐ下の範囲にかけて正中神経が，尺側皮静脈の真横に前腕内側神経が，橈側皮静脈近傍に外側前腕皮神経が，下には橈骨神経が走行している．また，手関節橈側皮静脈には橈骨神経浅枝が隣接走行していて，さらに血管をまたいで走行している場合もある．いずれの部位での穿刺でも神経損傷が起こりうるが，特に肘窩部尺側部位，手関節橈側皮静脈での穿刺は神経損傷の危険性が高いとされ，同部位での穿刺は避ける傾向にある．これらより，採血部位の第1選択肢は肘橈側皮静脈，第2選択肢は肘正中皮静脈である．

　神経損傷を回避するには，末梢神経と静脈の走行および神経損傷の知識が重要である．しかしながら，血管と神経の解剖学的位置関係には個人差があるうえ，神経を触知することはできないので神経損傷を完全に回避することは不可能である．神経損傷の回避の留意点は以下の通りである．

① 可能なかぎり手首でなく肘部付近で太い静脈をみつける．
② 太い静脈がない場合には，前腕の加温，把握運動，前腕の下垂により静脈を怒張させる．
③ 針の角度を立て過ぎず，かつ静脈を貫通させないようにする．
④ 同一医療従事者が同一患者で複数回採血に失敗した場合，上級者に交代する．

　また，穿刺時に患者が「電撃痛(電気が走りびりっと響くような痛み)，放散痛(穿刺部位からかけ離れた部位の痛み)，しびれ」を訴えたら，

① 即時に抜針する．
② 「そんなはずはない」「局所が腫れていないから大丈夫」など何も根拠がないままその場を取り繕うことはしない．
③ 穿刺部位所見が乏しい(赤変，腫脹もない)にもかかわらず，患者が強い痛みを訴えるようであれば神経損傷を疑う．
④ 神経損傷の疑いがある場合は，その旨患者に説明，上司に報告，担当医に連絡し治療につなげる．

　なお，採血の翌日以降に痛みを訴える例もある．
　採血のための穿刺により神経を損傷に至らしめ，末梢神経障害をき

たしてしまうことがあり，そのなかには治療にもかかわらず痛みや感覚障害が遷延する症例もある．発生頻度は以下の通り報告されている．
　末梢神経障害：6,000〜7,000例に1例
　重篤事例（歩行・衣類着脱不能）：150万例に1例
　採血後の痛みの遅延例：4,500例に1例
　神経障害痛：30,000例に1例

　採血は他人の身体に触れ，血管を傷つける行為であるため，法律で許可されていなければ傷害事件となる．採血は医行為の一つであり，看護師，臨床検査技師には条件付きで許可されている．

感染症 [5, 6]

　採血操作に伴って病原体が体内に侵入し，静脈炎，リンパ節炎，敗血症，ウイルス肝炎などを惹起する．その要因は，
① 皮膚付着菌による感染
② アトピーなどで皮膚の状態が悪化している部位での穿刺
③ 採血管内あるいは表面に付着した細菌による感染（真空管採血の場合）

などであり，以下の対策を実施する．
① 皮膚付着菌による感染は，穿刺前の皮膚消毒が不十分であった場合に生じるので，アルコール綿などで皮膚消毒を徹底する．
② アトピーなどで皮膚の状態が悪化している部位は避け，別の部位から採血する．
③ 採血針やシリンジなどの再使用はしない．
④ 真空採血管のホルダーの再使用をしない．
⑤ 手指衛生（手を洗う，手指消毒薬で清潔にする，手袋を着用するなど）を徹底する．

　また，採血を実施する臨床検査技師自身も針刺しによる感染リスクがあることを十分理解し，正しい知識の修得と対策を心がける．感染発生時対応マニュアルを策定整備し，普段から内容を理解しておくべきである．

4 その他の採血合併症 [7〜9)]

1．皮下血腫，止血困難

穿刺した血管から血液が漏出し，皮下組織に出血したものが皮下出血であり，出血した血液が塊となって膨れたものが皮下血腫である．穿刺時に針が血管内に十分刺入されていない場合や，逆に深く刺しすぎて血管壁を貫通した場合に起こりやすい．また，採血後の圧迫不十分，圧迫時に揉んでしまった，誤って動脈に刺してしまったなどの場合にも生じる可能性がある．さらに，ワルファリンなどの抗凝固薬，アスピリンなどの抗血小板薬などの内服をしている患者では止血困難が起こりやすい．

以下を防止策とする．
① 採血前に抗凝固薬や抗血小板薬の内服をしていないか確認する．内服をしている患者には採血後の圧迫止血を長め（10分以上）にとり，止血確認を確実に行う．
② 穿刺時，逆血がない場合には，血管を探る操作をなるべくしない．いったん抜針し，止血確認後，別の血管で採血をやり直す．
③ 2回穿刺しても採血が不成功に終わった場合には，他の採血者に交代する．

2．過敏症，アレルギー

採血に使用する用具，薬剤によりアレルギー反応を起こす状態である．針，手袋，駆血帯，消毒薬，その他あらゆるものがアレルギーの原因となるが，最も頻度が高いのは，消毒薬のアルコールに対する過敏症，アレルギーである．消毒薬に対するアレルギーでは，局所に発赤を生じる．重症になると，広範囲の発赤，発疹，皮膚の膨隆やかゆみ，水疱などを生じる．

以下を対策とする．
① 採血前に過敏症，アレルギーの有無を患者に確認する．
② アルコールの過敏症，アレルギーがある場合は，アルコール以外（グルコン酸クロルヘキシジン液，ポビドンヨード消毒液など）の消毒薬を用いる（ヨードアレルギーがある場合はポビドンヨード消毒液不可）．
③ ラテックスの過敏症，アレルギーがある場合は，ラテックス製以外（ビニール，ポリエチレン，ニトリルゴムなど）の手袋を使用する．

3．その他

① シャント造設側の腕から採血しない（シャント閉塞のリスク）．
② 乳房切除術に伴う腋窩リンパ節郭清後，同側の腕から採血しない（リンパ浮腫，感染症のリスク）．
③ CVポート（central venous access port device，皮下埋め込み型中心静脈アクセスポート）を留置している腕から採血しない（カテーテル，ポートの破損のリスク）．
④ 患者から採血をしてほしくない部位を聞き取る．ただし，血管の状態などから最終的に採血部位を決定するのは採血者である．

針刺し切創 [10]

採血時の注射針による針刺しなどの事故は，針ホルダーへのリキャップによることが高頻度である．切創事故を含め，針をホルダーや注射器から着脱する際に起こっていることが多い．

以下を対策とする．
① リキャップをしない（注射針回収ボックスへ直接廃棄する）．
② 安全装置付き翼状針を用いる．

C　その他の検体の採取法・取り扱い法

学習の目標

- 検体の保存
- 全血放置により変化する成分
- 尿採取
- 尿の室温放置による変化
- 免疫学的便潜血反応
- 直腸スワブ
- 組織診，細胞診
- 十二指腸液
- 脳脊髄液
- 咽頭
- 皮膚
- 口腔
- 穿刺液
- 分泌液
- 毛髪

1 尿

尿検査は通常，採尿直後の新鮮尿を用いる．蛋白，糖などの定量検査には24時間蓄尿を用いる．

1．採取

① 入院患者：早朝起床時尿．

② 外来患者（随時尿）：任意の時間に採尿する（食後2時間以上，激しい運動後でない尿）．

③ 24時間蓄尿：例）午前8時に排尿させ（これは捨てる），翌日午前8時までの尿を蓄尿．この一部を検査に用いる．

④ 細菌検査用の尿（中間尿）：カテーテル採取が最適（主として女性）．通常は困難なので，外陰部清拭後，排尿の最初の1/3を捨てる．中間の1/3（沈渣用にも最適）を滅菌容器に直接排尿する．

⑤ 血尿，膿尿検査（分杯尿）：病変部位の推定に用いる．1回の排尿を2個（2杯分尿試験）または3個（3杯分尿試験）のコップに分別採取する．

2．新鮮尿で行う検査

一般定性試験も新鮮尿が原則．特に変化の著しい成分（表3-16）は新鮮尿での検査が必要．

表 3-16 尿の室温放置による変化

検査項目	変化の現象
pH	細菌増殖による尿素分解 アンモニア発生によるアルカリ性化
ビリルビン	光による分解や酸化によりビリベルジンに変化（減少）
ウロビリノゲン	酸化されウロビリンに変化（減少）
ケトン体	アセトン，アセト酢酸は揮発性，アセト酢酸は脱炭酸によりアセトンに変化，細菌による消費（減少）
沈渣	pH，浸透圧の変化により，血球，上皮細胞，円柱などの変性，破壊と結晶成分の析出

糞便

検査目的により採取方法が異なる．

1．免疫学的便潜血

キット専用の採便器具で便の表面をまんべんなくこすり，緩衝液にて懸濁保存する．通常患者が採取する．臨床検査技師が採便方法の指導を行うのが望ましい．

2．微生物検査

自然排便を滅菌シャーレまたは滅菌試験管に採取する．

3．寄生虫検査

容器は滅菌不要である．赤痢アメーバ栄養型検出目的の場合は36〜37℃に保温し，すみやかに検査する．

4．直腸スワブ

消化管ウイルス感染症（ノロウイルス等）抗原検出を目的に排便が困難な場合に，直腸スワブを用いて肛門部から便を採取する．2015年の法改正により臨床検査技師の業務になった．

喀痰

① 自然喀出（口内洗浄剤などを用いない）を基本とする．
② 喀出困難な場合はキモトリプシンの投与（高粘稠喀痰），ネブライザ吸入（喀痰溶解剤：ビソルボン）を使用する．
③ 咽頭拭い法：幼児，衰弱した患者の場合，咽頭用綿棒を用いる．
④ 気管支洗浄液：気管支鏡を用いて生理食塩液を気管支内に注入し，吸引する．医師が実施する．

⑤ すみやかに検査，やむをえない場合は4℃で保存する．

精液

男性不妊症診断および治療の目的で検査を行う．マスターベーション（禁欲期間2日以上7日以内）による採取を行う．その際，全量を他の混入物のない清潔な広口容器に採取する．コンドームやティッシュで採取してはならない．前者には精子運動抑制剤が添加され，後者では全量計量が困難になるためである．また，採取後1時間以内（37℃保温）に提出することが必要である．

組織・細胞

組織診，細胞診として次の検査材料が対象である．

1．組織診検査材料
病理解剖，手術切除生検，術中迅速診断，生検などで臓器・組織が組織診検査材料として供される．

2．細胞診検査材料
① 婦人科材料：子宮頸部擦過，子宮内膜細胞（擦過法，吸引法）
② 呼吸器材料：喀痰，気管支擦過，経皮的生検，気管支洗浄液
③ 体腔液：腹腔・胸腔洗浄液
④ 脳脊髄液
⑤ 尿：自然尿，カテーテル尿，ブラッシング，膀胱洗浄液，回腸導管尿など
⑥ 穿刺吸引材料：臓器などの病変部
⑦ 膵臓関連材料：内視鏡的逆行性胆管膵管造影（endoscopic retrograde cholangio pancreatography；ERCP）時の膵液・胆汁の擦過，経皮経肝胆管ドレナージ（percutaneous transhepatic cholangio drainage；PTCD），経皮経肝胆囊ドレナージ（percutaneous transhepatic gallbladder drainage；PTGBD），内視鏡的胆道ドレナージ（endoscopic nasobiliary drainade；ENBD），超音波内視鏡下穿刺（endoscopic ultrasound-guided fine needle aspiration；EUS-FNA）など

胃液

　早朝空腹時に胃ゾンデを用いて採取する．医師が行う．分泌刺激剤として，ガストリン，カフェイン，ヒスタミンなどを皮下または筋肉内に注射し，60分間，10分間隔で胃液を分画採取する．

十二指腸液

　いずれも医師が採取を行う．
１．十二指腸ゾンデ法
（１）胆汁

　空腹時に十二指腸ゾンデを経鼻または経口的にＸ線透視下で挿入し，先端が十二指腸のファーター乳頭部に達したところで被検者を側臥位とし，ゾンデの先端を被検者の体位より低くする．A胆汁（やや混濁淡褐色），B胆汁（濃褐色，25％硫酸Mg使用），C胆汁（透明淡褐色）の順に流出してくる．

（２）膵液

　胆汁採取法に準ずる．膵液だけを純粋に採取することは不可能で，セクレチンを静注し刺激を加えて膵液の分泌を促進させる．これにより，胆汁と胃液の混液を十二指腸液として採取する．

２．内視鏡的逆行性胆管膵管造影法
（１）胆汁

　内視鏡を用いて肝外・肝内胆管，胆嚢内にカテーテルを挿入し採取する．生化学的検査，培養検査に供する場合は，造影剤を投与せずに採取するのが望ましい．細胞診に供する場合は，剥離したばかりの新鮮な上皮細胞集塊を採取するのが望ましい．

（２）膵液

　内視鏡的膵外分泌機能検査法（endoscopic pancreatic function test；ePFT）ともよばれ，内視鏡を用いて膵管内にカテーテルを挿入し，セクレチン刺激下で直接膵液を採取し，膵外分泌機能を評価する．

脳脊髄液

　採取における穿刺部位は次の①〜③があり，すべて医師が採取を実施する．また，脳室内留置ドレーンを介しての髄液が提出されるこ

ともある.抗凝固剤は用いない.
① 腰椎穿刺:腰椎部脊髄のくも膜下腔髄液を採取
② 後頭下穿刺:大槽内の髄液採取
③ 脳室穿刺:脳室内の髄液採取

原則としてすみやかに検査を実施する(特に細胞成分検査).やむをえず保存する場合,細菌検査目的では37℃(髄膜炎菌 Neisseria meningitidis の不活化・死滅防止),生化学的検査,ウイルス学的検査では遠心上清を凍結保存する.

9 咽頭・鼻腔ぬぐい液,鼻腔吸引液

1.咽頭・喉頭

舌圧子を用いて検体採取部(咽頭,扁桃表面,扁桃陰窩など)を明視化し,綿棒またはスワブで擦過して検体を採取する.細菌培養(対象疾患:急性または慢性咽頭炎,扁桃炎,化膿性耳下腺炎など),迅速抗原検査(A群溶血性連鎖球菌,アデノウイルスなど)などに用いられる.

2.鼻腔

微生物学的検査を目的として,清潔綿棒あるいはスワブを鼻腔内に挿入し,鼻汁や鼻腔ぬぐい液を採取する.あるいは中耳腔貯留液採取管を用いて鼻腔吸引液を採取する.Gram染色,細菌培養(対象疾患:急性鼻炎,急性鼻副鼻腔炎,慢性鼻炎,慢性鼻副鼻腔炎,小児の急性気管支炎,肺炎,急性中耳炎など),迅速抗原検査(肺炎球菌,インフルエンザウイルス,RSウイルス,ヒトメタニューモウイルスなど)などに用いられる.

10 唾液 [11〜16]

唾液採取は侵襲性がなく患者に苦痛を強いることがない.
医科領域では以下が実施されている [11, 12].
① SARS-CoV-2のPCR検査:新型コロナウイルス感染症の診断に供する.鼻咽頭ぬぐい液(スワブ)での検体採取ではくしゃみ,咳などによる飛沫拡散のリスクがあるが,唾液採取においてはそのリスクは皆無である.
② 癌リスク検査:唾液中に分泌される癌細胞代謝産物を測定する

ことで各種癌リスクを算出する．
歯科領域では以下が実施されている[13〜16]．
① 唾液分泌量：再石灰化の促進，口中を清潔にする機能の程度をはかる．
② 口腔内細菌：ミュータンスレンサ球菌，ラクトバチラス菌の菌数を測定し，う蝕（虫歯）や歯周病のリスクの程度をはかる．
③ 酸性度（唾液のpH）：低pH（高酸性度）では口腔内の環境は酸性になり，エナメル質などの歯質が溶解（脱灰）しやすい．
④ 緩衝能：唾液にはう蝕や食物由来の酸を中和する機能（緩衝能）があり，その働きが弱いと，エナメル質などの歯質が溶解（脱灰）しやすい．
⑤ 白血球：歯周ポケット細菌や異物が増加すると，生体の防御作用により唾液中の白血球が増加する．
⑥ 蛋白質：口腔内の細菌や歯垢（プラーク）の影響により，唾液中の蛋白質が多くなる．
⑦ アンモニア：口腔内の細菌数が多いと，唾液中のアンモニアが多くなり口臭などの原因になる．

皮膚・膿・口腔粘膜

1．皮膚

疾患により検体採取の手技が異なる．

〈皮膚真菌症〉

① 頭部白癬：刃先の鈍なメスで患部をこすり，毛髪または鱗屑を採取し，直接鏡検（20〜30％ KOH，ズーム液，ズームブルー液），またはヘアブラシ法にて採取し真菌培養を実施する．
② 生毛部白癬（股部白癬，体部白癬）：丘疹頂点の角層や小水疱蓋を刃先の鈍なメスでこそぎ取り，直接鏡検，真菌培養を実施する．あるいはセロハンテープにて鱗屑を採取し，スライドガラスに貼りつけて鏡検，または両面テープを貼りつけたスライドガラスを病変部に押し当てて鱗屑採取・鏡検を実施する．
③ 足白癬：小水疱が存在する場合は，水疱蓋を眼科用曲剪刀で切り取り直接鏡検を実施する．小水疱が発見できない場合は，皮膚に付着している鱗屑を刃先の鈍なメスでこそぎ取り，直接鏡検を実施する．

④ 爪白癬：遠位・側縁爪甲下爪真菌症（distal and lateral subungual onychomycosis；DLSO）および近位爪甲下爪真菌症（proximal subungual onychomycosis；PSO）が疑われる場合は爪床から，表在性白色爪真菌症（superficial white onychomycosis；SWO）が疑われる場合は白濁した爪の表面からメスで削り取り，直接鏡検を実施する．爪真菌症の場合，直接鏡検で陰性はない．

⑤ 皮膚カンジダ症：病巣辺縁の皮をピンセットで薄皮状にむいたものおよび衛星病巣の膿疱蓋を検査材料として，直接鏡検でカンジダの存在を証明する．

⑥ 癜風（マラセチア感染症）：病変部をメスでこそぎ落とし粃糠様鱗屑を検査材料とし，直接鏡検を実施する．

⑦ マラセチア毛包炎：痤瘡（ニキビ）に似るが面皰はみられない．個々の皮脂は大型．脂質が存在する部位に寄生する．

⑧ 黒色真菌感染症（クロモブラストミコーシス）：紅色丘疹，紅色落屑性局面→浸潤性隆起性局面，腫瘤状，乳嘴状増殖性局面となる．乳嘴状増殖性局面では皮膚結核との鑑別が必要である．

⑨ 疥癬：疥癬虫は角層に寄生するので，診断は直接鏡検により行われる．皮疹を剪刀で切り取る，疥癬トンネルの盲端を針などで掘り起こし検査材料とする．

⑩ 膿がみられる場合：注射針により穿刺吸引し検査材料とする．真菌培養，抗酸菌培養，スライドガラスにて塗抹標本を作製しGram染色，Grocott染色，PAS染色を実施する．

⑪ 水疱がみられる場合：単純ヘルペスウイルス，水痘・帯状疱疹ウイルス感染症を疑う水疱，びらん，丘疹に対してTzanckテスト（水疱を生ずるウイルス感染症の迅速診断）を行う．水疱蓋を眼科用曲剪刀で採取し，スライドガラスにのせてアセトン固定しGiemsa染色を行う．

2．膿[17]

微生物学的検査を目的とする．起因菌は正常組織と病的組織との接点に存在することが多いため，病巣深部から膿検体を採取する．

① 開放性の病巣（創部や潰瘍など）：表面を滅菌生理食塩液などで洗浄，またはガーゼなどで拭い取り，病巣深部を清潔綿棒あるいはスワブで擦って検体を採取し，滅菌試験管に移す．

② 閉塞性の病巣（皮下膿瘍など）：穿刺部位を消毒後，注射器で穿刺，吸引して採取し，滅菌試験管へ移す．

注意点
① 大きい膿瘍では，中心部の膿汁だけでなく膿瘍内壁に近い部分からも採取する．
② 微量の検体には，乾燥を防止するために少量の滅菌生理食塩液を滅菌試験管内に加える．
③ 嫌気性菌検出の可能性がある場合は，専用容器（嫌気ポーター）に入れてすみやかに培養に供する．

3．口腔

粘膜カンジダ症が疑われる場合，舌や口腔粘膜に付着している白苔をピンセットではがして検査材料とする．あるいは舌圧子や綿棒，メスなどで擦過して採取したものを検査材料として，直接鏡検でカンジダの存在を確認する．

12 内視鏡による生検材料[18)]

1．使用器具

内視鏡スコープによって，スコープの長さ，鉗子孔の径や太さが異なる．下部消化管内視鏡スコープは，上部消化管内視鏡スコープよりもスコープ長が長いため，生検鉗子も上部用と下部用を取り間違えないように注意する．スコープ長よりも短い生検鉗子を使用すると，スコープの先端から生検鉗子が出ず，組織採取ができない．

生検鉗子の先端は，孔付き型（大きな組織を得るため），針付き型（狙った病変を正確に採取するため），鰐口型（硬い組織を採取するため）などがある．採取の目的，部位，病変に応じて生検鉗子の型を選択する．

2．検体採取の手技

内視鏡検査医とともに内視鏡画像を見ながら，検査医の「開いて」「閉じて」の合図で鉗子先端を開閉し，組織を採取する．
一定サイズの検体を的確に生検するコツとして以下がある．
① 生検鉗子を長く出しすぎないで，スコープで近接する（生検する部位を内視鏡画像で確実に確認するため）．
② 管腔を過伸展させない（消化管は管腔臓器のため，病変部位の採取の際に壁の面と鉗子が平行となり，鉗子が病変にうまく当たらず，組織採取が困難となる場合がある）．
③ 生検鉗子を上皮面に対してできるだけ垂直に押し当てる．

複数箇所より生検を行う場合，血液が次の生検部位にかからないよう，重力方向の低い位置から生検を行う．

左側臥位での胃の検査の場合，体上部→体中部→体下部→前庭部の順で生検を行う．また，体部では大彎→小彎，前庭部では小彎→大彎の順で生検を行う．重力方向の判断が難しい場合は，水洗時や色素散布の際にその流れを確認する．

3．検体採取後の対応

組織（検体）採取後は，組織の自己融解や乾燥を防ぐため，すみやかに取り扱う．

検体を載せる番号の付いた濾紙の小片と，10〜20％ホルマリン固定液の標本ビンを用意し，鉗子先端のカップ内側に入っている組織をつぶれないように濾紙ですくうようにしたり，爪楊枝を使って外す．その際，採取した組織の番号を間違わないように注意する．組織番号に齟齬があると，病変部位の間違いの原因となる．

13 穿刺液，分泌液，その他

1．穿刺液

体腔内，囊胞（腫）内に貯留した液体を体表より穿刺し採取する．ただし，脳脊髄液および骨髄液は穿刺液に含まない．採取は医師が行う．

（1）体腔

① 漿膜腔（漿液）：漿膜でおおわれた胸腔（胸水），腹腔（腹水），心膜腔（心膜液）
② 頭蓋腔
③ 関節腔（滑液）：滑膜でおおわれている．

（2）囊胞（腫）

卵巣囊腫，腎水腫，ヒグローマ，ガングリオン，陰囊水腫など．

2．分泌液

（1）腟

腟内に貯留する分泌物（子宮頸管粘液，腟壁からの剥離細胞，外陰部の皮脂腺，汗腺，バルトリン腺，スキーン腺由来）の総称．原因微生物同定によるカンジダ症，腟トリコモナス症，細菌性腟症の鑑別診断．医師が採取を行う．

3．毛髪

① ケジラミ症：成虫，虫卵が陰毛に固着している．成虫（約1 mm）

は虫眼鏡，虫卵は顕微鏡で確認できる．
② アタマジラミ症：成虫（2～3 mm）は素早く移動するので通常見失うことが多い．虫卵は毛に付着しているので，剪刀で毛を切り取り顕微鏡で確認する．

D 検体の搬送と保存，廃棄

学習の目標
- □ 搬送時間
- □ 搬送状態
- □ 保存法
- □ 感染性医療廃棄物
- □ バイオハザードマーク
- □ 一次利用
- □ 二次利用
- □ 残余検体

搬送法

検体搬送における要点は以下の2点である．検体自動搬送システム（p.88，図4-3参照）が導入されている場合もある．
① 搬送時間：検体採取後の時間経過により検査値に影響を及ぼすため，すみやかに検査できるように搬送時間は可能なかぎり短時間であることが望まれる．
② 搬送状態：物理的な振動を避ける（溶血や組成変化のリスク）．検査項目により冷蔵または室温での搬送が望ましいか確認が必要である．

保存法

検体の種類や安定性で保存条件が異なる（p.89，表4-2参照）．全血検体は凍結せず，また抗凝固剤と解糖阻止剤添加が必須である．

廃棄法

① 滅菌処理を施していない検体はすべて感染性医療廃棄物（感染性

D　検体の搬送と保存，廃棄 ● 69

一般廃棄物，感染性産業廃棄物）の対象となるため，バイオハザードマーク（p.180，**図6-1**参照）が表示された専用容器に入れて廃棄する.

② 細菌検査の培地などは高圧滅菌処理後に非感染性廃棄物（非感染性一般廃棄物，非感染性産業廃棄物）として処理する.

③ 臨床検査を終了した既存試料（残余検体）の二次利用について[19]
一次利用とは，試料（検体）から得た情報（検査結果）を患者本人の診断，治療など患者本人の医療のために使用することを指す. 二次利用はそれ以外（研究，教育，精度管理など）での利用を指す. 二次利用においては患者の個人情報保護において問題が発生しうる. 日本臨床検査医学会では「臨床検査を終了した既存試料（残余検体）の研究，業務，教育のための使用について」として見解を示している（2021年）. 基本的な考え方は，「個人情報の厳重な管理措置および研究対象者に研究内容の情報公開と研究参加を拒否する機会が保証されること（オプトアウト）によって，研究対象者に新たな苦痛や不利益をもたらすことなく臨床検査を終了した既存試料（残余検体）の利活用が可能であることを，研究対象者を含めて社会的に広く受容されるよう啓発していくもの」である. 指針として，「守秘義務の遵守・管理体制」，「インフォームド・コンセント手続き」，「倫理審査委員会への訴求」，「ヒトゲノム及び遺伝子解析研究」などに関して多岐にわたり示している.

参考文献

1) 東　克巳：採血，最新臨床検査学講座 医療安全管理学（諏訪部章，高木　康，松本哲哉編）. 第2版，p53〜55，医歯薬出版，2023.

2) 有川智子，眞鍋治彦，久米克介，ほか：静脈穿刺により末梢神経障害をきたした16症例. 日本ペインクリニック学会誌，24（2）：100〜104，2017.

3) 加藤　実：採血による末梢神経障害. ドクターサロン，59（3）：19〜23，2015.

4) 丸山英二：採血・注射による神経損傷に対する医療側の責任：裁判所の判断，熊本県保険医協会.
https://www2.kobe-u.ac.jp/~emaruyam/medical/Lecture/slides/181129kumamoto2.pdf

5) 林　裕介：採血について，中津川市民病院.
http://kir159440.kir.jp/giringi3/shiryou/057.pdf
6) 諏訪部　章：総論，最新臨床検査学講座 医療安全管理学（諏訪部　章，高木　康，松本哲哉編）．第2版，p52，医歯薬出版，2023.
7) 東　克巳：採血，最新臨床検査学講座 医療安全管理学（諏訪部　章，高木　康，松本哲哉編）．第2版，p71，医歯薬出版，2023.
8) 林　裕介：採血について，中津川市民病院.
http://kir159440.kir.jp/giringi3/shiryou/057.pdf
9) ファストドクターHP：採血で起こりうる副作用や合併症，神経損傷などの症状について.
https://fastdoctor.jp/columns/blood-draw-side-effects
10) 東　克巳：採血，最新臨床検査学講座 医療安全管理学（諏訪部　章，高木　康，松本哲哉編）．第2版，p72〜73，医歯薬出版，2023.
11) 北海道大学病院HP：唾液を使ったPCR検査について.
https://www.huhp.hokudai.ac.jp/covid-19/pcr/
12) サリバチェッカーHP：だ液でがんリスク検査.
https://salivatech.co.jp/
13) OralCare.Inc HP：Dentocult.
https://dentocult.jp/lineup/
14) 国立研究開発法人 科学技術振興機構HP：SMT（多項目・短時間唾液検査システム）の集団健診への活用.
https://www.jst.go.jp/coi/research/seika/jigyoka_04.html#:~:text=%E2%97%86-,%E8%A3%85%E5%93%81%E3%83%BB%E3%82%B5%E3%83%BC%E3%83%93%E3%82%B9%E3%81%AE%E6%A6%82%E8%A6%81,%E3%81%AB%E5%B0%8E%E5%85%A5%E3%81%95%E3%82%8C%E3%81%A6%E3%81%84%E3%81%BE%E3%81%99%E3%80%82
15) arkray HP：SillHa.
https://oralcare.arkray.co.jp/feature.html
16) ライオンHP：唾液検査とは？唾液検査でわかることと必要性を解説.
https://lidea.today/articles/972
17) 藤田真美：微生物検査の検体採取方法　後編〜より良い検査結果のために〜．広島市医師会だより，第545号付録，2011.

https://www.city.hiroshima.med.or.jp/hma/center-tayori/201109/center201109-02.pdf

18) 松本啓志：消化管内視鏡検査による組織検体の採取，最新臨床検査学講座［別冊］．p27〜28，医歯薬出版，2023.

19) 一般社団法人 日本臨床検査医学会：臨床検査を終了した既存試料（残余検体）の研究，業務，教育のための使用について－日本臨床検査医学会の見解－ 2021年改訂.
https://www.jslm.org/committees/ethic/zanyokentai20211016.pdf

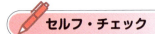

セルフ・チェック

A 次の文章で正しいものに○，誤っているものに×をつけよ．

	○	×
1. 採血は原則早朝空腹時に行う．	□	□
2. TGは食後上昇する．	□	□
3. アルブミンは立位より臥位での採血で上昇する．	□	□
4. CKは運動後上昇する．	□	□
5. 血清鉄は午前中高値，夜間低値である．	□	□
6. Hbは早朝空腹時に高値，夕方低値である．	□	□
7. クレアチニンは男性より女性が高値である．	□	□
8. クレアチンは女性より男性が高値である．	□	□
9. ALPは成人より小児が高値である．	□	□
10. 遊離脂肪酸は成人より新生児が高値である．	□	□
11. アルブミンは老人期で高値化する．	□	□
12. Naは個体差が大きい．	□	□
13. 飲酒習慣によりγ-GTは上昇する．	□	□
14. コーヒーの摂取習慣により遊離脂肪酸は上昇する．	□	□
15. 血清検体作製に抗凝固剤は必要である．	□	□
16. 抗凝固剤EDTA塩はCa測定に適している．	□	□
17. 抗凝固剤ヘパリンは血液ガス分析に適している．	□	□
18. 採血完了時，駆血帯を外す前に抜針する．	□	□
19. 臨床検査技師が行う採血量は20 mL以下と規定されている．	□	□
20. 採血後の注射針にはキャップをする．	□	□
21. 溶血により，LDは上昇する．	□	□

A 1-○，2-○，3-×（立位＞臥位），4-○，5-○，6-×（早朝空腹時低値，夕方高値），7-×（男性高値），8-×（女性高値），9-○，10-○，11-×（低値化），12-×（小さい），13-○，14-○，15-×（不要），16-×（不適切，EDTAとCaがキレート結合，Ca測定値が著しく低値化），17-○，18-×（駆血帯を外してから抜針する），19-×（検査上必要であり，医師が患者の状態に問題が生じないと判断すれば採血量の制限はない），20-×（針刺事故防止のためリキャップ禁止），21-○

セルフ・チェック ● 73

22. 全血放置によりグルコースは高値化する. □ □
23. 尿の室温放置によりpHはアルカリ性化する. □ □
24. 脳脊髄液の細菌検査目的の場合，4℃保存がよい. □ □
25. 鼻腔拭い液でインフルエンザウイルスの迅速抗原検査を
    実施する. □ □

B
1. 血清成分で食後に変動する項目はどれか.
    □ ① AST
    □ ② アルブミン
    □ ③ クレアチニン
    □ ④ トリグリセライド
    □ ⑤ 総コレステロール

2. 食後に上昇するのはどれか. **2つ選べ.**
    □ ① カリウム
    □ ② 無機リン
    □ ③ インスリン
    □ ④ C-ペプチド
    □ ⑤ コレステロール

3. 食後に低下するのはどれか. **2つ選べ.**
    □ ① 無機リン
    □ ② 中性脂肪
    □ ③ 遊離脂肪酸
    □ ④ グルコース
    □ ⑤ インスリン

22-✕（低値化する），23-○，24-✕（37℃），25-○
B 1-④（上昇，①，②，③，⑤食後の変化はない），2-③と④（C-ペプチド
はインスリンと同モル生成，②低下，①，⑤食後の変化なし），3-①と③（②，
④，⑤増加）

74 ● 3 検体の採取と保存

4．生理的変動要因について正しいのはどれか．2つ選べ．
- □ ① 尿酸は性差がある．
- □ ② 遊離脂肪酸は食後に低下する．
- □ ③ インスリンは食後に低下する．
- □ ④ 中性脂肪は飲酒習慣により低下する．
- □ ⑤ クレアチンキナーゼは運動により低下する．

5．臥位に比べて座位で採血したときに高値となる血清成分はどれか．2つ選べ．
- □ ① 尿酸
- □ ② 総蛋白
- □ ③ カリウム
- □ ④ カルシウム
- □ ⑤ クレアチニン

6．運動後上昇するのはどれか．2つ選べ．
- □ ① CK
- □ ② LD
- □ ③ ALP
- □ ④ ChE
- □ ⑤ γ-GT

7．日内変動が大きい血清成分はどれか．
- □ ① 鉄
- □ ② 無機リン
- □ ③ ナトリウム
- □ ④ カルシウム
- □ ⑤ マグネシウム

4-①と②（③，④，⑤上昇），5-②と④（①，③，⑤差異なし），6-①と②（筋由来），7-①（午前高値，夜間低値）

セルフ・チェック ● 75

8. 日内変動が**みられない**のはどれか.
   - □ ① ACTH
   - □ ② コルチゾール
   - □ ③ 成長ホルモン
   - □ ④ プロラクチン
   - □ ⑤ 卵胞刺激ホルモン

9. 早朝起床時に分泌がピークとなるのはどれか.
   - □ ① インスリン
   - □ ② エストロゲン
   - □ ③ コルチゾール
   - □ ④ 成長ホルモン
   - □ ⑤ 副甲状腺ホルモン

10. 夜間に高値となる血清成分はどれか. **2つ選べ**.
   - □ ① 血清鉄
   - □ ② カルシウム
   - □ ③ ヘモグロビン
   - □ ④ 成長ホルモン
   - □ ⑤ コルチゾール

11. 成人において基準範囲の性差が大きいのはどれか.
   - □ ① 尿酸
   - □ ② グルコース
   - □ ③ アミラーゼ
   - □ ④ カルシウム
   - □ ⑤ トリグリセリド

8-⑤(①, ②早朝高値, 夜間低値, ③, ④日中低値, 夜間睡眠時高値), 9-③
(①食後上昇, ②性周期で変化, ④夜間睡眠時に高値, ⑤血中Ca濃度で変化),
10-③と④(①, ②, ⑤夜間低値), 11-①(男＞女, ②, ③, ④, ⑤性差はない)

76 ● 3　検体の採取と保存

12. 男性より女性で高値を示す血清成分はどれか.
- □ ① CK
- □ ② γ-GT
- □ ③ 尿酸
- □ ④ 血清鉄
- □ ⑤ HDL-コレステロール

13. 女性より男性で高値を示す血清成分はどれか.**2つ選べ.**
- □ ① 尿酸
- □ ② γ-GT
- □ ③ 血清銅
- □ ④ クレアチン
- □ ⑤ HDL-コレステロール

14. 加齢によって血清濃度が上昇するのはどれか.
- □ ① AST
- □ ② ナトリウム
- □ ③ アルブミン
- □ ④ 総ビリルビン
- □ ⑤ クレアチニン

15. 小児が成人より高値を示すのはどれか.**2つ選べ.**
- □ ① 総蛋白
- □ ② 血清鉄
- □ ③ 総コレステロール
- □ ④ アルカリホスファターゼ
- □ ⑤ A/G＜アルブミン・グロブリン比＞

12-⑤（①，②，③，④男＞女），13-①と②（③，④，⑤男＜女），14-⑤（①，②，④加齢による変化なし，③老年期低下），15-④と⑤（①，②，③成人＞小児）

セルフ・チェック ● 77

16. 臨床検査技師が採血を行うことが**できない**部位はどれか.
- □ ① 肘静脈
- □ ② 大腿静脈
- □ ③ 耳朶の毛細血管
- □ ④ 手背の表在静脈
- □ ⑤ 足背の表在静脈

17. 新生児の少量採血で最も用いられる採血部位はどれか.
- □ ① 大腿静脈
- □ ② 肘窩皮静脈
- □ ③ 大伏在静脈
- □ ④ 耳朶毛細血管
- □ ⑤ 足蹠毛細血管

18. 採血針を用いた真空管採血の手順で**誤っている**のはどれか.
- □ ① 姓名により患者の確認をする.
- □ ② 針とホルダーは一体のまま廃棄する.
- □ ③ 採血の指示は書面またはコンピュータで行う.
- □ ④ 血管迷走神経反射(VVR)が想定される場合は臥位にて採血する.
- □ ⑤ アルコール非耐性が想定される場合はイソプロピルアルコール消毒綿を用いる.

19. 分析前誤差で正しいのはどれか.
- □ ① クレンチングによりKは負誤差を生じる.
- □ ② 室温下全血放置により血糖は正誤差を生じる.
- □ ③ 室温下尿放置によりケトン体は正誤差を生じる.
- □ ④ 室温下全血放置によりアンモニアは正誤差を生じる.
- □ ⑤ 点滴ラインからの採血により総蛋白は正誤差を生じる.

16-②(肘静脈,手背および足背の表在静脈,その他四肢の表在静脈,耳朶,指頭および足蹠の毛細血管からの採血は可能),17-⑤,18-⑤(グルコン酸クロルヘキシジンを用いる),19-④(RBC/血漿=2-8でRBCから血漿へ移行,①正誤差,②,③,⑤負誤差)

78 ● 3 検体の採取と保存

20. 採血に伴う血管迷走神経反射で正しいのはどれか.
- □ ① 頻脈を呈する.
- □ ② 顔面が紅潮する.
- □ ③ 血圧が低下する.
- □ ④ 意識消失はみられない.
- □ ⑤ 発症時は頭を高くして休ませる.

21. 抗凝固剤を含む採血管を用いる必要があるのはどれか.
- □ ① HbA1c
- □ ② インスリン
- □ ③ C-ペプチド
- □ ④ グリコアルブミン
- □ ⑤ 抗グルタミン酸デカルボキシラーゼ抗体

22. 血球算定用の検体で測定した場合に偽低値を呈するのはどれか.
- □ ① 中性脂肪
- □ ② アルブミン
- □ ③ クレアチニン
- □ ④ コリンエステラーゼ
- □ ⑤ アルカリホスファターゼ

23. グルコースの検査に使用する血液はどれか.
- □ ① 無添加全血
- □ ② シュウ酸加血
- □ ③ ヘパリン加血
- □ ④ EDTA-2Na加血
- □ ⑤ NaF, EDTA-2Na加血

20-③, 21-①(②, ③, ④, ⑤血清), 22-⑤(EDTA塩で偽低値), 23-⑤

セルフ・チェック ● 79

24．EDTA加血漿で測定すると低値を示すのはどれか．
- □ ① 尿酸
- □ ② カルシウム
- □ ③ クレアチニン
- □ ④ コレステロール
- □ ⑤ コリンエステラーゼ

25．EDTA加血漿で測定してもよいのはどれか．2つ選べ．
- □ ① アルブミン
- □ ② カルシウム
- □ ③ ナトリウム
- □ ④ クレアチニン
- □ ⑤ アルカリホスファターゼ

26．検査項目と抗凝固剤の組合せで誤っているのはどれか．
- □ ① 血液ガス分析 ——— ヘパリン
- □ ② 血算検査 ————— EDTA 塩
- □ ③ 赤血球沈降速度 —— クエン酸ナトリウム
- □ ④ 血糖 —————— フッ化ナトリウム
- □ ⑤ BNP —————— ヘパリン

27．溶血によって値が高くなるのはどれか．2つ選べ．
- □ ① CK
- □ ② LD
- □ ③ AcP
- □ ④ γ-GT
- □ ⑤ アミラーゼ

24-②（脱Ca作用により），25-①と④（②，⑤低下，③EDTA-2Naで偽高値），
26-⑤（EDTA-2Na），27-②と③（①，④，⑤赤血球中の存在が確認されていな
い）

80 ● 3 検体の採取と保存

28. 溶血しても測定値に影響が**ない**のはどれか.
- □ ① 鉄
- □ ② LD
- □ ③ AST
- □ ④ カリウム
- □ ⑤ 尿素窒素

29. 6時間室温放置した全血試料で適切な測定値が**得られない**検査項目はどれか.
- □ ① 尿酸
- □ ② 尿素窒素
- □ ③ グルコース
- □ ④ クレアチニン
- □ ⑤ 総コレステロール

30. 8時間室温放置した全血試料で適切な値が得られる検査項目はどれか.
- □ ① グルコース
- □ ② アンモニア
- □ ③ LD
- □ ④ クレアチニン
- □ ⑤ ビリルビン

31. 全血を室温で放置した場合,時間とともに低下するのはどれか.
- □ ① LD
- □ ② AST
- □ ③ 血清鉄
- □ ④ カリウム
- □ ⑤ グルコース

28-⑤(①, ②, ③, ④高値化), 29-③(低下する), 30-④(①低下, ②増加, ③増加, ⑤低下), 31-⑤(赤血球での消費)

セルフ・チェック ●81

32. 24時間室温に放置した血清で測定結果が変わらないのはどれか. **2つ選べ**.
- [ ] ① CK
- [ ] ② 尿素窒素
- [ ] ③ アルブミン
- [ ] ④ アンモニア
- [ ] ⑤ 酸ホスファターゼ

33. 採血後，氷冷しながら直ちに検査室に提出する検査項目はどれか.
- [ ] ① アンモニア
- [ ] ② カリウム
- [ ] ③ グルコース
- [ ] ④ クレアチニン
- [ ] ⑤ LD

34. 尿検体を室温で24時間放置したときの変化で正しいのはどれか. **2つ選べ**.
- [ ] ① 比重は低値になる.
- [ ] ② ケトン体は増加する.
- [ ] ③ pHはアルカリ化する.
- [ ] ④ 亜硝酸塩は陰性化する.
- [ ] ⑤ ウロビリノゲンは増加する.

35. 検体の取扱い・保存について**誤っている**のはどれか.
- [ ] ① 喀痰検体を保存する場合は4℃で保存する.
- [ ] ② 尿定性検査は採尿後直ちに実施することが望ましい.
- [ ] ③ 微生物学的検査で髄液を保存する場合は37℃とする.
- [ ] ④ 赤痢アメーバの栄養型の検出を目的とした便検体は4℃で保存する.
- [ ] ⑤ 尿沈渣検体を保存する場合は，尿100 mLに対し中性ホルマリンを1 mL加える.

32-②と③（①低下，④増加，⑤増加），33-①，34-③と④，35-④（36〜37℃）

82 ● 3 検体の採取と保存

36. 細菌培養の検体で4℃に保存するのが**適切でない**のはどれか.
- □ ① 喀痰
- □ ② 髄液
- □ ③ 胆汁
- □ ④ 中間尿
- □ ⑤ 関節液

37. 細菌培養を目的に採取された検体と保存温度の組合せで正しいのはどれか.
- □ ① 便 ———————— 室温
- □ ② 喀痰 ————— 4℃
- □ ③ 髄液 ————— 4℃
- □ ④ 中間尿 ——— 室温
- □ ⑤ 尿道分泌物 — 4℃

38. 平成27年4月1日より臨床検査技師が行えるようになった検体採取**でない**のはどれか.
- □ ① 鼻腔拭い液,鼻腔吸引液,咽頭拭い液その他これらに類するものを採取する行為
- □ ② 皮膚ならびに体表および口腔の粘膜の病変部位の膿を採取する行為
- □ ③ 鱗屑,痂皮その他の体表の付着物を採取する行為
- □ ④ 綿棒を用いて肛門から糞便を採取する行為
- □ ⑤ 胃ゾンデを用いて胃液を採取する行為

36-②(37℃), 37-②(①4℃, ③37℃, ④4℃, ⑤37℃), 38-⑤

セルフ・チェック ● 83

39. イムノクロマトグラフィによるインフルエンザウイルス検
査用材料として適切なのはどれか.
- □ ① 鼻咽頭拭い液
- □ ② 唾液
- □ ③ 喀痰
- □ ④ 胸水
- □ ⑤ 胃液

40. 迅速診断キットで診断できるのはどれか. **2つ選べ.**
- □ ① EBウイルス
- □ ② RSウイルス
- □ ③ 麻疹ウイルス
- □ ④ C型肝炎ウイルス
- □ ⑤ インフルエンザウイルス

39-①, 40-②と⑤

4 検査のプロセス

A 分析前プロセス

学習の目標
- HIS
- オーダリングシステム
- LIS
- 発生源入力
- 医療記録の電子的保存の条件
- 採血管の種類
- 本人確認
- 検体の種別
- 検査材料
- 前処理
- 検査後処理
- 検体処理における注意点

　病院情報システム（hospital information system；HIS）を構成するシステムのひとつであるオーダリングシステム（図4-1）を利用して，医師による検査指示（オーダリング），検体採取，検査室への搬送，検体受付，血清分離などの前処理，検査法に応じた検体分類，検査実施，精度管理，報告前チェック，担当医師への結果報告という流れで行われる．また，検体検査部門において検査情報システム（laboratory information system；LIS，図4-2）がHISと連携し，病院ホストコンピュータ（またはオーダリングシステムホストコンピュータ）から検査依頼情報，患者属性などを受け取り，検体受付（到着），自動分析装置によるオーダに沿った検査実施，結果報告が行われる．生理検査システムの基本的な機能は予約検査受付，患者受付，検査依頼情報の取り込み，検査実施情報の送信，検査結果である波形，画像データのファイリング，レポート作成である．

1 検査の受付

　検査（検体，生理，また他部門のX線，MRIなど）の受付・予約はオーダリングシステム（図4-1）を介して医師が依頼する（発生源入力）．オーダリングシステムはリアルタイムオンラインシステムとし

A 分析前プロセス ● 85

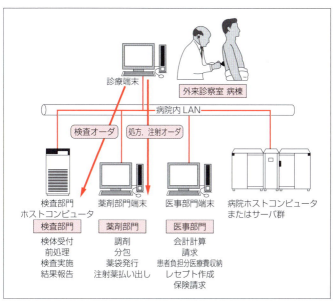

図 4-1　オーダリングシステム

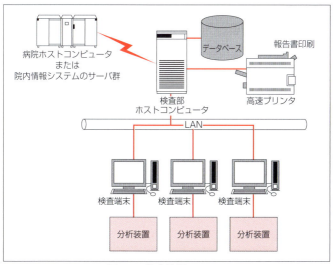

図 4-2　検査情報システム

て稼働している．

オーダリングシステム（図4-1）

外来や病棟に設置された端末から，医師が検査，処置，処方，注射，予約などの指示オーダ（情報）を入力し，院内の各部門に伝達するシステムである．オーダ情報や実施情報は診療記録（電子カルテの一部）として保存される．診療記録を含む医療記録の電子的保存の条件として，厚生省通達（1999年）「診療記録等の電子媒体による保存について」に次の①〜③が定められている．

① 真正性：記録作成の責任所在を明確にし，故意や過失による虚偽入力を防止する．どの部分をいつ誰が入力したかという記録を残し，一度入力された情報が消去されないようにする．
② 見読性：必要に応じて肉眼で読め，印刷も可能な状態にする．
③ 保存性：医師法によりカルテは5年間の，その他の諸記録は3年間の保存義務がある．

紙伝票と比べた場合の利点として，次の①〜⑤があげられる．
① 人手による伝票搬送が不要となり，情報伝達が飛躍的に迅速化される．
② 内容の転記，再入力が不要となり，手作業で発生していた転記ミス，再入力ミスが防止される．
③ 伝票紛失の防止，長期保存が可能となる．
④ 検索，集計が容易となる．
⑤ オーダの受け側の業務がシステム化されている場合，オンライン接続により，自動化，省力化，迅速化が期待できる．

検体照合

紙伝票使用時は，
① 採血時点での依頼検査項目に対応した採血管（表4-1）と本人確認（診療カード読み取りによるもの，患者に氏名，生年月日をいってもらうなど）
② 患者検体と依頼伝票
③ 氏名と検査項目の再照合と確認
④ 検査結果報告数値の誤記入の有無の確認

A 分析前プロセス ● 87

などが必要であるが，オーダリングシステム導入施設では，依頼内容にしたがった患者情報に紐づいた採血管などのバーコードラベルが自動作製される（病院規模に応じて構築されている）ので，① ～④ のほとんどは自動化される．臨床検査を含め，医療の大前提は，**患者を間違えることなく実施**することである．臨床検査における上流工程である① の本人確認は最重要事項である（患者間違いが起こるとどんなに正確・精密な検査でも無意味となるだけでなく大きな混乱を招く）．

表 4-1　主な採血管の種類と用途

採血管種類	抗凝固剤	カラーコード	用途	備考
血清用	なし	茶色	生化学検査，免疫血清検査，腫瘍マーカー	凝固促進剤の有無がある
血液検査用	EDTA-2K EDTA-2Na	紫色	血球算定，白血球分類	EDTA-2K は溶解性が高い
アンモニア，乳酸，ピルビン酸用	ヘパリン Li ヘパリン Na	緑色	アンモニア，乳酸，ピルビン酸	採血後は氷冷保存
血糖，HbA1c 用	NaF ヘパリン Na EDTA-2Na	灰色	血糖・HbA1c 用	NaF はグルコース代謝阻害剤（エノラーゼ活性阻害）
赤血球沈降速度用	3.8%クエン酸Na 溶液	橙色	赤血球沈降速度	クエン酸 Na 溶液：血液は 1：4 で混合
凝固検査用	3.2%クエン酸Na 溶液	黒色	凝固検査	

検体搬送

医師,看護師,メッセンジャーによって行われる.検体受付から検体自動搬送装置(図4-3中の赤のライン)を介して自動分析装置に配送するシステム(図4-3)を導入している施設もある.

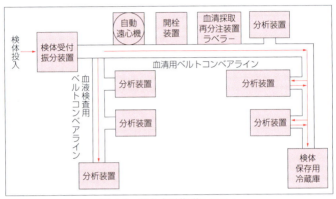

図4-3 検体自動搬送システム

検体の種別

生化学検査,血液検査,免疫検査,微生物(細菌)検査,病理検査,一般検査,輸血検査,遺伝子検査などがあり,それぞれの主な検査材料(検体)は次のとおりである.

① 生化学検査:血清
② 血液検査:全血,血漿(検査項目により抗凝固剤の種類が異なる)
③ 免疫検査:血清
④ 微生物(細菌)検査:便,尿,血液,喀痰,その他
⑤ 病理検査:生検組織,集細胞検体,手術中迅速検査用組織,剖検臓器など
⑥ 一般検査:便,尿,血液,喀痰,脳脊髄液,穿刺液,その他
⑦ 輸血検査:全血,血漿
⑧ 遺伝子検査:全血,毛髪,口腔内拭い液など

検体の前処理

前処理に先立ち,不良検体,検査データに影響を与える検体の除去や再提出のため,下記のようなチェックを行う.また,注意点を**表4-2**に示す.

① 採血容器の誤り
② 血液の部分凝固
③ 溶血・乳び,および高ビリルビン血清試料の場合,要コメント
④ 新生児や小児検体の量の確認
⑤ 感染性検体(ウイルス感染)の取り扱い
⑥ 保存方法の間違った不良検体の確認(アンモニア検査や細菌検査)
⑦ 保存剤の誤使用(尿の安定化剤など)

また,前処理および検査後処理は次のとおりである.

① 血清分離の遠心条件を守る.
② バーコードが血液などで汚れていると患者IDなどの認識に支障をきたすので,拭き取りまたはバーコードラベルを貼り替える.
③ 抗凝固剤との混合比が適切であるように,規定の採血量であることを目視で確認する.

表4-2 検体の前処理における注意点

血液凝固の有無	転倒して血液凝固の有無を確認.凝固試料は血球算定不適検体		
遠心処理	血清量の確認(小児検体),溶血,乳び,黄疸の確認		
保存条件	全血保存	低下	ブドウ糖
		上昇	アンモニア,カリウム,無機リン
	血清室温保存	低下	ALT,ピルビン酸
		上昇	遊離脂肪酸,乳酸
	氷冷保存	アンモニア,乳酸,ピルビン酸	
感染症の確認	採血管ラベルに感染の有無についての目印		

B 分析プロセス

学習の目標
- 精度確認
- TAT管理
- アーチファクトコメント

1 検体の測定

検査結果の精度を保証するためには，影響を及ぼす内容についての記録，管理が必要である．検体測定に際して，内部精度管理を実施し検査結果の精度に問題がないことを確認しておく．

診察前検査を実施している場合，検査結果を一定時間内に報告するようTAT (turn around time)（検体搬入から検査結果報告までの時間）管理が必要である．

2 生理学的検査の実施

検査中の患者の状況を観察し，検査結果に影響（アーチファクトの発生）を及ぼすような動きや様子（体動，汗など）があった場合にはコメント付記する．

C 分析後プロセス

学習の目標
- 報告の種類と方法
- 臨床支援
- 結果の評価
- 検査データの保存方法と活用方法

1 報告の種類と方法

報告までの時間による区別,医師もしくは臨床検査技師の業務状況による区別などがある(**表4-3**).

表4-3 検査結果の報告方法

報告までの時間による区別	緊急報告	検査受付後,ただちに報告
	至急報告	検査受付後,約1時間以内に報告
	通常報告	検査受付当日中に報告
医師もしくは臨床検査技師の状況による区別	診察前報告	外来採血後,30〜60分以内に報告
	仮報告	正式な報告の前に検査所見を報告

2 検査結果への付加情報・コメント

臨床検査医や臨床検査技師による臨床検査の専門家としての臨床医のニーズにそった臨床支援が求められている.主な例を①〜⑨に示す.
① 検査結果の解釈
② 追加検査のアドバイス
③ 異常値についてのマーク
④ 電気泳動パターンのコメント
⑤ 組織診,細胞診のコメント
⑥ 超音波検査のコメント
⑦ 微生物検査のコメント
⑧ パニック値の迅速報告
⑨ 感染陽性例の迅速報告

3 検査結果の評価

検査ユーザである臨床医および患者による評価，精度管理などによる技術的評価（表4-4）に大別される．

表4-4 検査結果の評価

臨床医や患者の満足度評価	検査項目の種類	先端医療に対応した新しい検査法の導入，不要な検査の削除
	検査依頼方法	検査オーダリングシステムや依頼方法の改善
	報告までの時間	外来の診察前検査の報告時間
	臨床支援	各種検査データコメントや検査誤報告の把握
	患者の接遇	外来採血や生理検査での患者評価
技術的な評価	採血業務	外来採血や病棟での適正な処理
	検査前処理	検体の保存，血清分離，検体の相互汚染
	精度管理	精密度や正確度（精確性）の管理と維持，データチェック方法
	外部精度評価	日本医師会，日本臨床衛生検査技師会の精度管理調査への参加と評価
	技師の技術能力	病理，生理，微生物，血液検査などの技術的能力評価と向上
	検査情報システム	検査データの円滑な報告，報告所要時間モニター，財務管理の評価

4 検査結果の保存

　診療録または医療情報システムのデータベースに保存される．また，LISサーバに保存することで，医療データベースのバックアップおよび集積検査データによる精度管理や医学的資料としても有用である．主な保存方法と活用方法を表4-5に示す．

表4-5　検査データの保存方法と活用方法

部門	保存方法	活用方法
検査部	検査システム・コンピュータのストレージ，CDやDVD媒体	臨床からの問い合わせ，検査業務の統計処理，検査台帳作成と保存，検査データの項目間チェック，ヒストグラムによる患者データ長期管理，医学的資料の活用（データマイニング），検査室間の患者データチェック，検査報告時間のモニター，検査依頼情報の解析，検査経営収支の解析など
検体検査室	サーバやコンピュータのストレージ	検査データの検査項目間チェック，検査データの前回値チェックなどの報告データの管理，内部精度管理，医学的資料の活用
生理検査室	コンピュータのストレージ，記録紙	症例別のデータ保存と活用，症例検討会での利用，医学的統計解析
病理・細胞診検査室	コンピュータのストレージ，記録紙	症例別のデータ保存と活用，症例検討会での利用，医学的統計解析

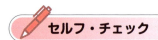

セルフ・チェック

A 次の文章で正しいものに○，誤っているものに×をつけよ．

		○	×
1.	オーダエントリシステムはHIS構成要素のひとつである．	□	□
2.	HISはLIS構成要素のひとつである．	□	□
3.	オーダエントリシステム発生源入力の発生源は臨床検査技師である．	□	□
4.	オーダエントリシステムはバッチ処理で運用される．	□	□
5.	本人確認は臨床検査の最上流工程である．	□	□
6.	採血管の種類によりカラーコードが異なる．	□	□
7.	血糖測定用採血管にはNaFが封入されている．	□	□
8.	医療記録の電子的保存の条件に機密性が含まれる．	□	□
9.	オーダエントリシステムにより転記ミスの防止が期待できる．	□	□
10.	生化学検査における主な検体は血漿である．	□	□
11.	免疫検査における主な検体は血清である．	□	□
12.	遺伝子検査における主な検体は血清である．	□	□
13.	溶血の確認は遠心分離前に行う．	□	□
14.	全血保存でアンモニアは低下する．	□	□
15.	全血保存でブドウ糖は低下する．	□	□
16.	血清の室温保存で遊離脂肪酸は低下する．	□	□
17.	細菌培養に使用した培地は高圧滅菌処理後に感染性医療廃棄物として処理する．	□	□
18.	至急報告では検査受付後，約1時間以内に報告する．	□	□
19.	異常値のマークは臨床支援のひとつである．	□	□
20.	精度管理は技術的評価のひとつである．	□	□

A 1-○，2-×（LISがHIS構成要素），3-×（医師），4-×（リアルタイムオンライン処理），5-○，6-○，7-○，8-×（含まれない．真正性，見読性，保存性が条件），9-○，10-×（血清），11-○，12-×（全血，毛髪，口腔内拭い液など），13-×（遠心分離後），14-×（上昇），15-○，16-×（上昇），17-×（非感染性医療廃棄物），18-○，19-○，20-○

セルフ・チェック ● 95

B

1．グルコースの検査に使用する血液はどれか．
- □ ① 無添加全血
- □ ② クエン酸加血
- □ ③ ヘパリン加血
- □ ④ EDTA-2Na加血
- □ ⑤ NaF，EDTA-2Na加血

2．EDTA加血漿で検査できる項目はどれか．2つ選べ．
- □ ① 鉄
- □ ② 銅
- □ ③ ALP
- □ ④ 尿酸
- □ ⑤ アルブミン

3．EDTA加血漿で測定すると低値を示すのはどれか．
- □ ① 尿酸
- □ ② カルシウム
- □ ③ クレアチニン
- □ ④ コレステロール
- □ ⑤ コリンエステラーゼ

4．血球算定用の検体で測定した場合に偽低値を呈するのはどれか．
- □ ① 中性脂肪
- □ ② アルブミン
- □ ③ クレアチニン
- □ ④ コリンエステラーゼ
- □ ⑤ アルカリホスファターゼ

B 1-⑤（①血清用，②赤沈，凝固，③アンモニア，乳酸，ピルビン酸，④血算，白血球分類），2-④と⑤（①，②EDTAとキレート結合を形成して低下，③活性中心Zn^{2+}，賦活剤Mg^{2+}がEDTAとキレート結合を形成して活性低下），3-②（①，③，④，⑤EDTAによる影響はない），4-⑤（活性中心Zn^{2+}，賦活剤Mg^{2+}がEDTAとキレート結合を形成して活性低下）

5. 採血管の抗凝固剤と用途の組合せで正しいのはどれか．2つ選べ．
- ☐ ① EDTA-2K ──────── 生化学検査
- ☐ ② ヘパリンLi ──────── アンモニア検査
- ☐ ③ NaF・EDTA-2K ──────── 赤血球沈降速度検査
- ☐ ④ 3.8%クエン酸ナトリウム溶液 ── HbA1c検査
- ☐ ⑤ 3.2%クエン酸ナトリウム溶液 ── 凝固検査

6. 全血を室温で放置した場合，時間とともに低下するのはどれか．
- ☐ ① LD
- ☐ ② AST
- ☐ ③ 血清鉄
- ☐ ④ カリウム
- ☐ ⑤ グルコース

7. 24時間室温に放置した血清で測定結果が不変なのはどれか．2つ選べ．
- ☐ ① CK
- ☐ ② 尿素窒素
- ☐ ③ アルブミン
- ☐ ④ アンモニア
- ☐ ⑤ 酸ホスファターゼ

8. 採血後に血液をそのまま冷蔵保存してはならない血清検査項目はどれか．
- ☐ ① グルコース
- ☐ ② 尿素
- ☐ ③ カリウム
- ☐ ④ アミラーゼ
- ☐ ⑤ アルブミン

5-②と⑤（①血算，③血糖，④赤沈），6-⑤（①，②，④上昇，③影響なし），7-②と③（①，⑤低下，④上昇），8-③（③RBCから逸脱上昇）

セルフ・チェック ● 97

9. 尿検体を室温で24時間放置したときの変化で正しいのはどれか. **2つ選べ.**
   - [ ] ① 比重は低値になる.
   - [ ] ② ケトン体は増加する.
   - [ ] ③ pHはアルカリ化する.
   - [ ] ④ 亜硝酸塩は陰性化する.
   - [ ] ⑤ ウロビリノゲンは増加する.

10. 感染性医療廃棄物の容器に赤色のバイオハザードマークを付けるのはどれか. **2つ選べ.**
    - [ ] ① 血清
    - [ ] ② 血液が付着したガーゼ
    - [ ] ③ 注射針
    - [ ] ④ 検査に用いたスライドガラス
    - [ ] ⑤ 血液

11. 病院情報システムについて正しいのはどれか. **2つ選べ.**
    - [ ] ① 緊急検査ではバッチ処理システムが有効である.
    - [ ] ② 電子カルテ内容は5年以上保存する義務がある.
    - [ ] ③ オーダリングシステム導入により伝票の転記ミスの防止が期待できる.
    - [ ] ④ 確定入力した内容に誤りがあった場合,誤りを消去し正しく入力し直す.
    - [ ] ⑤ オーダリングシステムの導入により検査部門での内部精度管理の廃止が期待できる.

9-③と④(①,⑤変化なし,②低下), 10-①と⑤(②橙,③,④黄), 11-②と③(①リアルタイム処理,④訂正記録を残す,⑤内部精度管理は必要)

5 検査の精度保証（精度管理）

A 概略

学習の目標

- 総合的品質管理
- 精度管理
- 基本統計量
- 代表値
- 正規分布
- 基準範囲
- 帰無仮説
- パラメトリック法
- ノンパラメトリック法
- 信頼区間
- 棄却検定
- 相関係数

1947年　BelkとSundermanによる米国ペンシルベニア州の臨床検査室59カ所に対するコントロールサーベイ（検査室間差の惨憺たる状況が明らかになる）

1950年　LeveyとJenningsによる工業生産の品質管理に使われていたShewhartの$\bar{x}$-R管理図法の臨床検査分野への適用

1962年　わが国での雑誌「臨床検査」編集委員による全国141施設を対象とした精度管理調査の実施

以上のような経緯があり，臨床検査における精度管理は工業生産における品質管理に由来している．統計的手法を駆使した科学的管理法が主体であることから，統計的品質管理ともいわれる．これらでは，日常検査法による測定値の真度と精密さを管理することを指している．精度管理は，分析前後の測定値変動要因，検査過誤など臨床検査のあらゆる段階を範疇とした，総合的品質管理（total quality control；TQC）あるいはクオリティマネジメントともいわれる．なお，品質管理に関する国際規格ISO 9001や試験所の認定に関する国際規格ISO 17025をもとに，臨床検査に適合させた国際規格ISO 15189がある．

1 クオリティマネジメント

精度保証（quality assurance；QA）および良質な検査管理業務（good

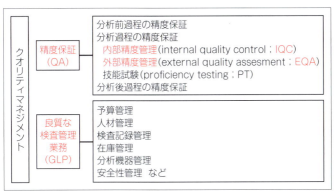

図 5-1　クオリティマネジメント

laboratory practice；GLP）により構成される（図 5-1）．

2 精度管理に必要な統計学

基本統計量

推測統計学，すなわち母集団から無作為に抽出した標本のデータから調べることで，母集団の性質・特徴を推定する学問領域で，用いられる次の要約統計量を基本とする．

1. 母集団

知りたい対象のすべて，たとえば「日本の成人男性すべての身長データ」（実現は事実上非常に困難）．一般的に，

要素数 N

母平均 μ：母集団要素の算術平均．

$$\mu = \frac{1}{N}\sum_{i=1}^{N} X_i$$

母分散 σ^2：個々の要素のバラツキ．

$$\sigma^2 = \frac{1}{N}\sum_{i=1}^{N}(X_i - \mu)^2$$

母標準偏差 σ：母分散 σ^2 の平方根．個々の要素のバラツキを母平

均と同じ次元で表したもの.

$$\sigma = \sqrt{\frac{1}{N}\sum_{i=1}^{N}(X_i-\mu)^2}$$

とする.

2. 標本

母集団の性質・特徴（μ, σ^2, σ）を推定するために母集団から無作為に抽出したデータ群.

要素数n：標本要素の算術平均.

標本平均$\bar{x}$

$$\bar{x} = \frac{1}{n}\sum_{i=1}^{n}x_i$$

標本分散S^2：個々の標本要素のバラツキ.

$$S^2 = \frac{1}{n}\sum_{i=1}^{n}(x_i-\bar{x})^2$$

標本標準偏差S：標本分散S^2の平方根. 個々の標本要素のバラツキを標本平均と同じ次元で表したもの.

$$S = \sqrt{\frac{1}{n}\sum_{i=1}^{n}(x_i-\bar{x})^2}$$

不偏分散U^2：標本分散の期待値$E(S^2)$は母分散σ^2の$(n-1)/n$倍になることが知られている. このことより，次のように標本分散を$n/(n-1)$倍した値.

$$E(S^2) = \frac{n-1}{n}\sigma^2 \neq \sigma^2$$

なので，S^2を$\dfrac{n}{n-1}$倍して，

$$期待値 E(U^2) = \frac{n}{n-1}\times\frac{1}{n}\sum_{i=1}^{n}(x_i-\bar{x})^2 = \frac{1}{n-1}\sum_{i=1}^{n}(x_i-\bar{x})^2$$

$$U^2 = \frac{1}{n-1}\sum_{i=1}^{n}(x_i-\bar{x})^2$$

したがって，$E(U^2) = \sigma^2$ となり，U^2 は母分散 σ^2 を推定する適切な値とされる．

不偏標準偏差 U：不偏分散 U^2 の平方根．母集団要素のバラツキの推定値を平均と同じ次元で表したもの．

$$U = \sqrt{\frac{1}{n-1}\sum_{i=1}^{n}(x_i - \bar{x})^2}$$

ただし，要素数 n が30未満の場合は不偏標準偏差 U を，30以上の場合は標本標準偏差 S を適用することが多い．t 分布の自由度 $(n-1)$ が大きくなるにしたがい標準正規分布に近づく．サンプルサイズが30以上であれば標準正規分布に近似できる．なお，U も S も SD（standard deviation）と表記することが多い．また，2つの母集団について同じ n 数・平均値であっても，SD が異なるとそれぞれの母集団の様相は異なる（図5-2）．

変動係数（coefficient of variation；CV）：標本平均に対する標準偏差（不偏標準偏差）の百分率であり，平均値を異にする精密度の指標となる．

$$CV = \frac{SD}{\bar{x}} \times 100 (\%)$$

標準誤差（standard error；SE）：標本平均 $\bar{x}$ のバラツキ．

$$SE = \frac{SD}{\sqrt{n}}$$

範囲（range；R）：測定値の最大値（maximum；max）と最小値

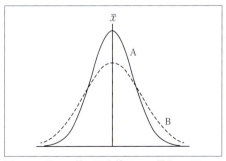

図5-2 同一 n 数・平均値 $\bar{x}$ かつ異なる SD の2つの集団（A，B）の分布（SD：A＜B）

(minimum；min)の差.
$$R = max - min$$

3．代表値

① 平均値(mean；Mまたは$\bar{x}$)：標本平均に示した算術平均である.
② 中央値(median；Me)：有限個のデータを昇順(または降順)に並べたとき，中央に位置する値である.

データ数nが奇数の場合

$$Me = \frac{n+1}{2} 番目のデータ$$

データ数nが偶数の場合

$$Me = \frac{n}{2} 番目と \frac{n}{2} + 1 番目の値の平均$$

データの分布が完全な正規分布である場合は平均値に等しい(図5-3，分布が対称でなくても，中央値と平均値が等しくなることもある)．第2四分位点(50パーセンタイル)でもある.

③ 最頻値(mode；Mo)：データ群中で最も頻繁に出現する値であり，データの分布が完全な正規分布である場合は平均値に等しい(図5-3).

4．正規分布

次式関数にしたがう分布型(図5-4)．ガウス分布ともいう.

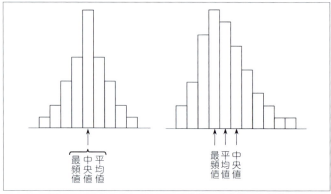

図5-3　異なる分布における平均値，中央値，最頻値

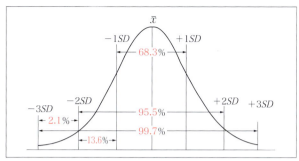

図 5-4 正規分布型と標準偏差の範囲

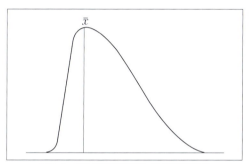

図 5-5 対数正規分布型（対数変換前）

$$f(x) = \frac{1}{\sqrt{2\pi}SD} e^{-\frac{1}{2}\left(\frac{x-\bar{x}}{SD}\right)^2}$$

e：自然対数の底，ネイピア数，オイラー定数．

上式の x を $\log_e x(=lnx)$ に変換して正規分布型となるものは対数正規分布型（**図5-5**，対数変換前の分布型）．

正規分布において

$\bar{x} \pm 1\ SD$ ……68.3%
$\bar{x} \pm 1.96\ SD$ …95.0%
$\bar{x} \pm 2\ SD$ ……95.5%
$\bar{x} \pm 1\ SD$ ……99.7%

｝の標本を含む

基準範囲（reference interval）：国際臨床化学連合（International Federation of Clinical Chemistry and Laboratory Medicine；IFCC）により「選択された基準個体の集団の示す計測値の分布で中央値を含

表 5-1　健常者血清中成分の度数分布

	正規分布型	対数正規分布型
成分	Na, Cl, Ca, P, 尿酸, 総蛋白, アルブミン, ブドウ糖など	K, BUN, クレアチニン, ビリルビン, コレステロール, AST, ALT, ALP など

む95％の個体の範囲」と定義.

① 基準個体の選定：心身ともに健康な人を選定. 具体的には, 検査値に影響を与える病態を有している人を除外（1次除外）, 除外基準（妊娠中・分娩後1年以内, 過度の飲酒・喫煙・肥満・慢性疾患で服薬中など）の対象外であること.

② 基準標本：基準個体数120以上（各々のサブクラスごと）.

③ 試料採取（採血）：採血条件（日内変動, 食事, 体位, 運動後, ストレスなど）に影響されない条件下で採血.

④ 測定：計量学的測定体系にしたがって標準化された測定方法で測定.

⑤ 測定値の評価：明瞭な異常値を有する個体については基準個体のデータを除外.

⑥ 基準範囲の計算：ノンパラメトリック法では測定値を昇順（または降順）に並び替え, 中央値を含む95％の領域を基準範囲とする. パラメトリック法は測定値の分布を正規分布に変換し, 平均値±1.96（または2）標準偏差（$\bar{x} \pm 1.96\ SD$ または $\bar{x} \pm 2\ SD$）の範囲.

母平均の差の検定

データ形式にはカテゴリーデータと数値データがある（図5-6）. ここでは数値連続データを前提とする.

1. 検定法の共通原理

「ある2つの平均値に差がある」という仮説を検定したい. しかし, 基準がなく検定ができない. そこで「ある2つの平均値に差がない（母平均 $\mu_1 = \mu_2$, $\mu_1 - \mu_2 = 0$）」という仮説（帰無仮説 H_0）をたてる一方で, 対立仮説 H_1 を母平均 $\mu_1 \neq \mu_2$, $\mu_1 - \mu_2 \neq 0$ とする. 帰無仮説 H_0 が成立する確率 P があまりにも低い（一般的に $P < 0.05$）場合, H_0 を棄却, すなわち「ある2つの平均値に差がないとはいえない」とすることで, 対立仮説 H_1 を採択する形の証明法をとる（反証法, 背理法）.

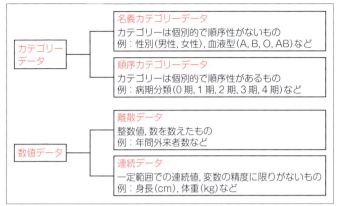

図 5-6 データ形式

このとき,帰無仮説H_0の棄却・採択にあたり次の2種類の誤りが生じる.
① **第1種の誤り**(error of the first kind):帰無仮説が正しいのにそれを棄却する誤り.
② **第2種の誤り**(error of the second kind):帰無仮説が間違っているのにそれを棄却せずに採択する誤り.

ここで,第1種の誤りを犯してしまう確率を**危険率**といい,**有意水準**α(significance level α)として用いる.

例:ある2つの平均値に差がないという帰無仮説H_0が成立する確率$P=0.01$であった.危険率5%($\alpha=0.05$)とした場合,$P<0.05$なので,帰無仮説H_0は棄却され対立仮説H_1を採択することができる.このとき,ある2つの平均値に「意味のある差」すなわち**有意差**を認めるという.

2.検定の種類と適用条件

2群の検定法と3群以上の多重比較に大別される.
① 2群のパラメトリック法:母集団が正規分布と仮定する場合の検定.t検定(t test)が用いられ,以下がある.
　対応のない(unpaired)独立した2群のt検定の場合,等分散性の検定(**F検定**)を実施し,
・等分散($\sigma_1^2 = \sigma_2^2$)であれば**Studentのt検定**を実施する.
・非等分散($\sigma_1^2 \neq \sigma_2^2$)であれば**Welchの$t$検定**を実施する.

対応のある関連した2群（paired）の t 検定の場合，paired t 検定を実施する．

正規性の検定（歪度と尖度に関する検定）：Shapiro-Wilk の検定（300例未満），Kolmogorov-Smirnov-Lilliefors（KSL）検定（300例未満），D'Agostino-Pearson の検定（300例以上）などがある．一般的に，例数は少なくとも30以上が望ましいとされている．

② 2群のノンパラメトリック法：母集団が正規分布と仮定しない（分布が不明）場合の検定．ただし，正規分布であっても適用できる．

対応のない独立した2群：マンホイットニーU検定（Mann-Whitney's U test），ウイルコクソン順位和検定（Wilcoxon rank sum test）

対応のある関連した2群：ウイルコクソン符号付順位検定（Wilcoxon signed-rank test）

③ 多重比較（3群以上）：3群以上を比較する際，2群と同様に有意水準 $\alpha = 0.05$ としたつもりでも以下の理由で有意水準が上昇してしまう．これを多重性の問題という．このような多重性の問題を解決するために，有意水準の増加を極力少なくした方法が多重比較である．

多重性の問題：3群の平均 $\bar{x}_1$, $\bar{x}_2$, $\bar{x}_3$ でそれぞれの差の検定は $(\bar{x}_1 - \bar{x}_2)$, $(\bar{x}_1 - \bar{x}_3)$, $(\bar{x}_2 - \bar{x}_3)$ の3回行うことになる．もともと有意水準 $\alpha = 0.05$ での1回の検定では，20回に1回は，本当は差がなくても（偶然に）有意となる確率であるから，これを3回繰り返してしまうと，有意となる（t 分布の両側2.5％に入ってくる）確率が高くなる．具体的には，有意水準5％の場合，有意とならない確率は，

$$(1 - 0.05) = 0.95$$

であるが，3回繰り返すと，

$$(1 - 0.05) \times (1 - 0.05) \times (1 - 0.05) = 0.86$$

となり，有意水準が14％に上昇してしまう．さらに4群では6回繰り返し，有意水準26％となり，5群では10回繰り返し，有意水準40％にも上昇してしまう．このように群数が増えると偶然どこかに差が出てくる確率が高くなり，「本当は差がないのに有意差を認める」と誤った判断をしてしまう．

・3群以上のパラメトリック検定法：各群が正規分布していること

が前提. 一般に, 多重比較を行う前に一元配置分散分析(one way analysis of variance；one way ANOVA)を行い, 有意差があれば次の多重比較(F統計量を用いる多重比較)を実施する.
Scheffe法, Games/Howell法, Fisher's LSD法(3群限定)
次の多重比較(F統計量を用いない多重比較)はANOVAの結果に関係なく行える. Dunnett法(control群のみとの比較), Tukey-Kramer法, Bonferroni法

・3群以上のノンパラメトリック検定法：各群が正規分布と仮定しない(分布が不明)場合の検定. Steel-Dwass法, Steel法(control群のみとの比較)

信頼区間(confidence interval；CI)

区間推定において, ある確率のもとで母数がその内に含まれると推定された区間のこと. 信頼限界ともいう. $100(1-\alpha)$ %信頼区間の形で用いる. 慣例的には95%信頼区間(95% CI)がよく用いられる. 95% CIとは, 母平均μが95%の確率でその範囲にあるということを表す. たとえば, 「母集団から標本n個を無作為抽出し, その平均$\bar{x}$から95% CIを求める, という作業を100回行ったときに, 95回はその区間の中に母平均μが含まれる」ということを表す.

母平均μの95% CIの範囲は,
母集団の母分散σ^2がわかっている場合：正規分布を使う.

$$\bar{x}-1.96\times\frac{\sigma}{\sqrt{n}} \quad \sim \quad \bar{x}+1.96\times\frac{\sigma}{\sqrt{n}}$$

母集団の母分散σ^2がわかっていない場合：t分布を使う.

$$\bar{x}-t_{0.05}\times\frac{SD}{\sqrt{n}} \quad \sim \quad \bar{x}+t_{0.05}\times\frac{SD}{\sqrt{n}}$$

$t_{0.05}$：$(n-1)$の自由度のあるt分布のパーセントポイント.

外れ値の検定(棄却検定：rejection test)

生体より得られるデータは, 同一群内標本に比較して飛び離れている場合がある(外れ値). この外れ値と思われるデータが同一の母集団と考えてよいかどうかを検定する手法が棄却検定である. 棄却検定によって有意確率が有意水準未満(たとえば$P<0.05$)だったときに, 帰無仮説「すべて同一の正規分布から得られたデータである」は棄却され, 外れ値として認める. Grubbs-Smirnovの棄却検定, Thompson

の棄却検定，増山による棄却検定などがある．標本データ分布が正規分布型の場合に適用できる．分布型が不明の場合は棄却すべきでないとされている．

Grubbs-Smirnovの棄却検定

$$T_n = \frac{|x - \bar{x}|}{SD}$$

T_n：標本数nの有意確率

T_nをGrubbs-Smirnov棄却検定の有意点αと比較する．T_nがnにおける任意の有意水準のαと比較して大きければ棄却してよい．

 直線回帰式，相関係数

最小二乗法により直線回帰式$y=ax+b$を求め，変数Aより変数Bを推定する（図5-7）．相関係数（correlation coefficient；r）はその両者の関係強度を数量的に示すものである．Pearsonの積率ともいう．

最小二乗法：直線回帰式を$y=ax+b$とすると，

$$a = \frac{n\sum x_i y_i - \sum x_i \sum y_i}{n\sum x_i^2 - (\sum x_i)^2}$$

$$b = \frac{\sum y_i - a\sum x_i}{n}$$

測定法の正確度を検定するのに用いる場合．

a（直線の傾き）：標準液，分析機器やキャリブレーションなどの差異に起因する比例（相乗）誤差を意味する．

b（y軸の切片）：測定成分の濃度が変化しても不変な相加誤差（ゲタバキ誤差）を意味する．

相関係数r

$$r = \frac{n\sum x_i y_i - \sum x_i \sum y_i}{\sqrt{[n\sum x_i^2 - (\sum x_i)^2][n\sum y_i^2 - (\sum y_i)^2]}}$$

※回帰式には直線（一次）近似だけでなく多項式近似によるものもある．

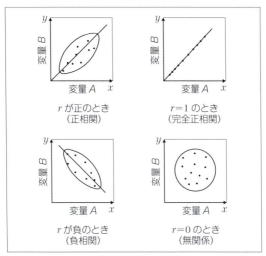

図 5-7　相関の種類

分散分析を用いた精密度の求め方

　対象とする測定値の変動に対して，目的とする因子の影響を解明する場合に用いる．分散分析（analysis of variance；ANOVA）には母数模型と変量模型があり，日間・日内精密度，個体間・個体内生理的変動の解析には変量模型が適用される．

B 誤差（error）

学習の目標
- [ ] 正確さ（真度）
- [ ] 精密さ
- [ ] 比例系統誤差
- [ ] 一定系統誤差
- [ ] 添加回収試験
- [ ] 特異性
- [ ] 同時再現性
- [ ] 日内精密度
- [ ] 日間精密度
- [ ] 不確かさ
- [ ] 固有誤差
- [ ] 技術誤差

　誤差とは，測定値から真の値（true value）を引いた値，または真の値からの偏り（bias，バイアス）の大きさ．

1 正確さ（trueness）と精密さ（precision）

　正確さと精密さを総合的に合わせて精確さ（accuracy）という（図5-8）．

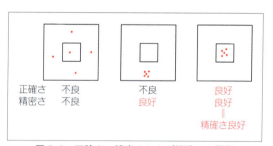

図5-8　正確さ，精密さおよび精確さの関係

正確さの評価

　測定値が目的成分の真の値にどれだけ近いかを示す尺度となるが，真の値はわからない．したがって，標準物質（上位の基準測定操作法

を用い上位標準から値が伝達されたもの）の値（認証値）を用い，適正に校正を実施する.

1．標準物質の測定

評価対象の測定法で認証標準物質を5～10回繰り返し測定し，平均値および平均値の95％信頼区間を求める.

① その信頼区間のなかに認証値が入っていれば真度を満たしていると判断する.

② さらに日を変えても測定し，日間変動についても評価する.

③ 値の異なる3水準以上の標準物質についても測定し，直線回帰式を求める.

④ 比例系統誤差，一定系統誤差，直線性の評価を行う.

2．ブランク（盲検）

測定対象以外の要因による影響を補正するのが目的.

① 試薬ブランク：試薬に由来する影響要因を補正.

② 検体ブランク：検体に由来する影響要因を補正.

3．測定範囲の評価

① 直線性：測定範囲全域で精確さに問題なく，直線性を保持しているかを確認する．高濃度検体を生理食塩液で段階的に希釈測定し理論値と比較．希釈によるマトリックス組成の影響が懸念される場合は，高濃度検体と低濃度検体を混合作製した試料を用いる.

② 検出限界（検出下限；limit of detection）：検出できる最小量（値）のことであり，化学反応や装置の電気信号として検出しうる最低量.

③ 定量限界（定量下限；limit of quantitation）：対象物質の定量が可能な最小量または最小濃度とされ，最終的に分析値として定量しうる最低量（値については信頼性が確保されていること）.

4．添加回収試験（recovery test）

被検試料に目的成分の純物質の一定量を添加し，正確に定量されたか（回収率；recovery rate）を調べる試験.

① 溶液での添加は試料液量の1/10以下にとどめる.

② 低・中・高値の3段階の添加試料で評価するのが望ましい.

③ 望ましい回収率は100±5％以内.

④ 測定成分の濃度に比例した誤差（相乗誤差）の解明に有用.

$$回収率 = \frac{添加試料\,a\,の測定値 - 対照試料\,b\,の測定値}{添加濃度（理論値）} \times 100\ （\%）$$

添加試料a：プール血清等試料に正確に秤量した測定対象純物質を添加した試料
対照試料b：上記と同一のプール血清等試料に，上記添加量と同量のゼロ濃度溶液（蒸留水など）を加えた試料

5．妨害（干渉）物質の影響試験

検体中に共存する物質による測定妨害（干渉）による測定誤差を調査．予想される妨害物質を添加して，添加回収試験と同様に実施する．妨害物質として，ビリルビン，混濁，溶血，薬物，抗凝固剤などが対象となる．この試験で系統的なかたよりを認めた場合，原因を以下に区別し対策を講じる．
① 反応原理の非特異性によるもの．
② 妨害物質による測定対象の反応の変化によるもの．
③ その他の測定系に影響．

6．特異性

測定対象物質以外の物質による反応性を評価する．測定対象物質以外の物質による反応性が認められなければ特異性は高いといえる．

7．基準となる測定法との比較試験

50件以上の患者検体（濃度分布は測定範囲を網羅していることが望ましい）について，基準となる測定法（比較対照法）をx，評価対象測定法（被検法）をyとして両者で測定し，相関図（散布図），回帰式を作成し以下の検討を行う．
① 直線関係の程度．
② 比例系統誤差と一定系統誤差の程度と原因．
③ 飛び離れた値がある場合はその原因．

🔴 精密さの評価

検査室，装置，測定法，日時，試料濃度などの要因に対して，一定条件のもと，反復測定値を用いて評価する．

1．併行精度（同時再現性）

同一検査室で，日時，装置，分析者などの測定条件を一定にし，短時間内に同一試料を反復測定する．その測定値の変動係数CVで評価する．

2．日内精密度

同一試料を，同日内一定時間間隔（併行精度より長い時間間隔）の測定値における変動係数 CV で評価する．

3．日間精密度

同一試料を，別日測定値における変動係数 CV で評価する．

 # 不確かさ

測定値の信頼性は真の値を前提にしているが，実際に真の値を求めることはできない．不確かさによる表現は，真の値を前提とせず測定結果そのものを用いる．1993年にISO（国際標準化機構）等を含む7つの国際機関の名前で出版された「計測における不確かさの表現のガイド」(Guide to the Expression of Uncertainty in Measurement；GUM)が，測定の信頼性が重要となる局面で広く利用されるようになっている．GUMにおいて不確かさは「測定の結果に付随した，合理的に測定量に結びつけられうる値のばらつきを特徴づけるパラメータ」と定義されている．ここで「合理的に測定量に結びつけられうる値」とは，「測定量の真値の候補」と解釈してよい．

1．不確かさの表記方法

公称値100 gの分銅の質量 m_s の測定結果の報告について，不確かさの表記の例

① 合成標準不確かさを用いる場合

$m_s = 100.02147$ g，合成標準不確かさは $u_c(m_s) = 0.35$ mg

② 拡張不確かさを用いる場合

$m_s = (100.02147 \pm 0.00070)$ g，ただし記号±に続く数字は，包含係数 $k=2$ に対応する拡張不確かさである．

拡張不確かさ　$U = 0.00070$ g $= 0.70$ mg

合成標準不確かさ　$u_c(m_s) = \dfrac{U}{k} = \dfrac{0.70 \text{ mg}}{2} = 0.35$ mg

包含係数 k はしばしば2を用いる．それは次に由来する．

95％信頼区間の半値幅は標準偏差の1.96倍に等しい．標準偏差の2倍すなわち95.45％水準の信頼をもつ正規分布に対応するであろう（包含）係数2を用いるのと実際的な違いはない．

3 誤差の分類（図5-9）

1．固有誤差（inherent error）

測定を行う技術者に関係なく，採血条件や保存，測定方法，使用器具，機器などに起因する固有の誤差（不可避因子）．

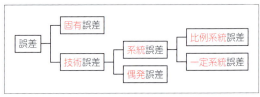

図5-9 誤差の分類

2．技術誤差（technical error）

分析者，測定に関連する技術的な要因に起因する誤差．

（1）系統誤差（systematic error）

一定の傾向をもった誤差．

要因：標準液や試薬の濃縮および変質と劣化，反応温度の不正確さ，分注量の不正確さ，分析機器の差，測定者の交代．

① 比例系統誤差（proportional systematic error）：常に一定方向に生じ，その程度は測定成分の濃度に比例した誤差（相乗誤差ともいう，図5-10）．

② 一定系統誤差（constant systematic error）：測定成分の濃度が変化しても，常に同方向で同じ大きさを示した誤差（相加誤差，ゲタバキ誤差ともいう，図5-11）．

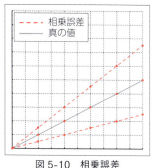

図 5-10　相乗誤差
真値に対して誤差は傾きの変化として現れる．y切片は変わらない．

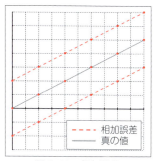

図 5-11　相加誤差
真値に対して誤差はy切片の変化として現れる．傾きは変わらない．

（2）偶発誤差（accidental error）

測定値がばらつく．再現性の低下を伴う．統計学的精度管理では**ランダム誤差**（random error）の呼称が広く用いられている．

要因：操作の不注意，操作習熟度未熟，器具の汚染など．

4 誤差の許容限界

誤差をゼロにすることは不可能である．したがって，ある程度，誤差を許容しなければならない．誤差の許容限界を定めるにあたり，生理的変動に基づくもの，臨床的有用性に基づくもの，現状の技術水準に基づくもの，の3つの考え方に大別される．

1．わが国における許容誤差限界

日本臨床化学会クオリティマネジメント専門委員会では，わが国における生理的変動に基づく許容誤差限界に関する論文を検証し，臨床化学検査36項目の基準値濃度域での許容誤差限界を設定した（**表5-2**）．この許容誤差限界は，臨床検査室で測定される日常検査データの技術的信頼性（精密さと真度）を評価する際の規格に適用する．

116 ● 5 検査の精度保証（精度管理）

表 5-2 わが国における許容誤差限界（％），2006

項目	CV_A	B_A	項目	CV_A	B_A
AST	7.6	7.1	UN	7.1	6.0
ALT	11.1	12.4	CRE	2.7	4.8
LD	3.4	3.9	UA	4.4	6.5
CK	11.1	11.3	T-Bil	11.7	12.1
ALP	3.9	6.5	D-Bil	14.8	13.1
γ-GT	8.2	12.8	Na	0.4	0.3
AMY	4.2	6.8	K	2.6	1.9
ChE	2.6	4.7	Cl	0.7	0.5
LAP	2.4	5.6	Ca	1.3	1.0
TCHO	3.4	4.5	IP	4.6	3.5
TG	14.8	15.4	Fe	16.9	11.3
HDL-C	4.2	6.0	GLU	2.9	2.3
LDL-C	4.6	6.9	CRP	28.6	27.7
PL	3.4	3.9	IgG	2.3	4.2
TP	1.6	1.2	IgA	2.0	9.9
Alb	1.6	1.3	IgM	2.8	11.1
TTT	11.6	15.2	C3	3.8	4.3
ZTT	3.9	8.4	C4	5.6	6.6

CV_A：coefficient of variation of imprecision.
B_A：analytical bias.

精密さ（施設内精度）の限界値

$$CV_A(\%) < 1/2 \times CV_I$$

真度（かたより）の限界値

$$B_A(\%) < 1/4 \times \sqrt{CV_I{}^2 + CV_G{}^2}$$

CV_I：個体内生理的変動の CV
CV_G：個体間生理的変動の CV

運用にあたっては，表 5-3 にしたがうことが推奨されている．

B　誤差（error）● 117

表5-3　規格 CV_A, B_A の運用

	精密さの評価	正確さの評価
対象項目	同時再現性 日内再現性 日差再現性	標準物質（真度管理物質）の精確さ 外部精度管理調査の評価
評価指標	変動係数	かたより：測定値（平均値）－目標値
許容誤差限界	CV_A $CV_A > 5\%$の場合は，5%が上限	±目標値×B_A $B_A > 5\%$, $B_A < -5\%$の場合は，±5%が上限 Na, Cl は±2 mmol/L
留意点	低濃度（活性）域の試料を評価する場合は，5%ではなくCV_A（表5-2の値）とすることもある	低濃度（活性）域の試料を評価する場合は，5%ではなくB_A（表5-2の値），あるいは結果報告桁数の最小幅の±2倍を許容誤差限界とすることもある

　Na, Cl については生理的変動が小さく，個体間差がほとんどみられず（図5-12），B_A（%）はきわめて小さい値であり，わずかな誤差でも許容誤差限界から逸脱してしまうことから，±2 mmol/L が推奨される．また図5-12では，Fe以外の項目については個体間生理的変動幅より個体内生理的変動幅が小さいことを示している（Feは個体内での日内変動幅が大きい）．

2．Tonks の許容限界

　カナダにおける170施設の外部精度管理調査を評価する目的で誤差の許容限界を設定した（1963年）．次式の値は「わが国における許容誤差限界」の B_A（%）とほぼ同様の意味をもつ．なお，限界上限を±10%とする．

$$\text{Tonks の許容限界}（\%）= \pm \frac{1/4 \times \text{正常値の幅}}{\text{正常値の中央値}} \times 100$$

3．北村の許容誤差限界

　検査技術の精密度を評価する目的で次式を考案した（1966年）．北村は，個人の生理的変動幅が非常に狭いことに着目して個人の変動幅を設定し，Tonksの正常値（現在の基準範囲）の代わりにそれを置き換えた．なお，限界上限を±5%とする．

$$\text{要求される測定法の } CV（\%）= \frac{\text{個人の生理的変動幅の標準偏差}}{\text{基準範囲の平均値}} \times \frac{1}{2} \times 100$$

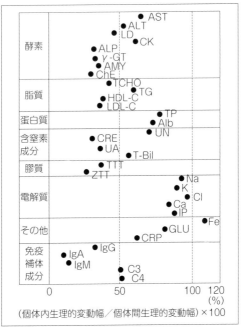

図 5-12 個体間生理的変動幅に対する個体内生理的変動幅の比率
(日本臨床化学会クオリティマネジメント専門委員会：生理的変動に基づいた臨床化学検査36項目における測定の許容誤差限界. 臨床化学, 35：144〜153, 2006 より引用)

4. 許容限界（表5-4）

表5-4 臨床化学検査項目の測定誤差の各種許容限界（%）

成分	施設間差 Tonks	医学的有用性 Barnett	技術水準 Cresswell	生理学的変動幅 北村	Cotlove	細萱
アルブミン	4.8	7.1 (3.5 g/dL)	2.9		3.6	1.8
ビリルビン	5.0	20.0 (1.0 mg/dL) 7.5 (20.0 mg/dL)	10.0			9.4
カルシウム	1.9	2.3 (11.0 mg/dL)	1.7	1.7%	1.6	1.4
クロール	1.1 0.9	2.2 (90 mEq/L) 1.8 (110 mEq/L)	1.1	0.9	0.9	0.6
コレステロール	5.0	8.0 (250 mg/dL)	2.4	2.5	8.3	3.4
クレアチニン	2.5		4.0			4.9
グルコース	5.0	10.0 (50 mg/dL) 5.0 (100 mg/dL) 4.2 (120 mg/dL)	3.0		4.8	3.0
無機リン	5.0	5.6 (4.5 mg/dL)	2.7	5.2	6.6	5.5
カリウム	5.0	8.3 (3.0 mEq/L) 4.2 (6.0 mEq/L)	1.7	2.5	3.4	2.8
ナトリウム	0.9 0.8	1.5 (130 mEq/L) 1.3 (130 mEq/L)	0.8	0.8	0.4	0.5
総蛋白	2.9	4.3 (7.0 g/dL)	1.5	1.8	3.2	1.7
尿素窒素	5.0	7.4 (27 mg/dL)	4.5	5.8	1.1	6.7
尿酸	5.0	8.3 (6.0 mg/dL)	2.4	3.4	12.3	4.1

（高木康，他編：検査総合管理学. 114, 医歯薬出版, 2017より引用）

5 管理限界

以下に区分される．

① 測定誤差許容限界を評価指標とする（各運用法にしたがう）．
② 次式により，かたよりについて不確かさの評価を行う（JIS Q0033：2019（ISO Guide 33：2015）「標準物質－標準物質の適切な使い方」）．次式が満たされる場合は，かたよりがないといえる．

$$|x_{meas} - x_{CRM}| \leq k\sqrt{u^2_{meas} + u^2_{CRM}}$$

x_{meas}：認証標準物質の測定値
x_{CRM}：認証値
k：包含係数（p.113）

u_{meas}：標準物質の測定値に付随する標準不確かさ
u_{CRM}：認証標準物質の認証値に付随する標準不確かさ
③ 日常検査の精度管理における管理限界は許容限界とは別の考え方で，個々の精度管理法により設定されている．

C 単位

学習の目標
- □ 濃度
- □ パーセント濃度
- □ モル濃度
- □ 当量濃度
- □ 浸透圧重量モル濃度
- □ 酵素活性
- □ SI単位

化学分析の単位

1．濃度
質量/溶液体積（w/v）の次元で表すのが一般的である．試液中の成分濃度や体液中の成分濃度の表現で用いられる．具体的には mg/dL，g/dL，g/L などである．

2．パーセント濃度
① 質量/質量パーセント ％（w/w）：目的成分および全量を質量とした場合の百分率．
② 質量/体積パーセント ％（w/v）：目的成分は質量，溶媒を体積とした場合の百分率．1 g/100 mL を1％とする．
③ 体積/体積パーセント ％（v/v）：目的成分および全量を体積とした場合の百分率．

3．モル濃度（mol/L，M）
溶解している溶質のモル数/溶液1 Lの次元で表す．mol/Lは濃度の単位でありmolar，モルは物質量の単位でありmoleと明確に区別する．

例）グルコース（MW：180 g/mol）90 mg/dLをmmol/Lに変換する．
　90 mg/dL＝900 mg/L

$$\frac{900 \text{ mg/L}}{180 \text{ g/mol}} = 5 \text{ mmol/L}$$

4．当量濃度（Eq/L, equivalent：グラム当量数），規定度（N, normal）

Eq/LとNは等価である．グラム当量＝グラム式量/価数である．価数とは，原子価，イオン化したときの正負イオン数の絶対値，分子中のHの数あるいはOHの数のいずれかである．Eq/Lとmol/Lの関係は次のとおりである．

Eq/L＝mol/L×価数

$$\text{mol/L} = \frac{\text{Eq/L}}{\text{価数}}$$

例）Ca^{2+}（AW：40 g/mol）10 mg/dLをmEq/Lに変換する．

10 mg/dL＝100 mg/L

$$\frac{100 \text{ mg/L}}{40 \text{ g/mol}} = 2.5 \text{ mmol/L}$$

2.5 mol/L×価数＝2.5 mol/L×2＝5 mEq/L

5．浸透圧重量モル濃度（mOsm/kg・H_2O）

浸透圧とは溶質の種類に関係なく，M濃度が同じであれば浸透圧も同じである．1 Osm＝1 mol/Lである．用いる単位は1 kgのH_2O中の総モル数（Osmol）を意味する．血清浸透圧Posmは次式（Weisbergの式）により求めることができる．

Posm（mOsm/kg・H_2O）

$$= 2 \times Na^+ \text{(mmol/L)} + \frac{\text{グルコース (mg/dL)}}{18} + \frac{\text{BUN (mg/dL)}}{2.8}$$

なお，mOsm＝mg/分子量（原子量）＝mEq/価数の関係がある．

酵素活性の単位

1．国際単位（U/L）

測定温度を30℃とし，その他を至適条件下で，1分間に1 μmolの基質を変化させることができる酵素活性を1 IUとする．それ以外の温度，至適条件以外の条件で測定した場合はその旨明記することとする（国際生化学連合；IUB）．日常検査では，37℃でのJSCC標準化対応法により標準物質と同じ単位であるU/Lで表している．

2. SI単位（nkat/L）

1秒間に1 molの基質を変化させることができる酵素活性を1 katとする．国際臨床化学連合（IFCC）では，試料を1 Lとし，1秒間に1 nmolの基質を変化させることができる酵素活性を1 nkat/Lとしている．

国際単位UからSI単位katへの変換

$$U = \frac{\mu \text{mol}}{\text{min}} = \frac{10^{-6} \text{ mol}}{60 \text{s}} = 1.67 \times 10^{-8} \text{ kat} (= 16.7 \text{ nkat})$$

SI単位katから国際単位Uへの変換

$$\text{kat} = \frac{\text{mol}}{\text{s}} = \frac{10^6 \times 10^{-6} \text{ mol}}{\frac{1}{60} \times 60\text{s}} = \frac{10^6 \mu \text{mol}}{\frac{1}{60} \text{min}}$$

$$= 60 \times 10^6 \frac{\mu \text{mol}}{\text{min}} = 6 \times 10^7 \text{U} (= 60 \text{MU})$$

3 SI単位（国際単位系：Le Système International d'Unités, The International System of Units）

単位を国際的に標準化する目的で国際度量衡総会（CGPM）が定めた．人名由来単位の最初の1文字目は大文字表記である．

1. SI基本単位

表5-5に示す7つの単位が定められている．質量の基本単位がgでなくkgであることに注意する．

表5-5 SI基本単位

基本量	記号	単位名称	単位記号
長さ	l, x, r など	メートル	m
質量	m	キログラム	kg
時間	t	秒	s
電流	I, i	アンペア	A
熱力学的温度	T	ケルビン	K
物質量	n	モル	mol
光度	I_v	カンデラ	cd

表5-6 SI組立単位の例（固有の名称と記号で表されるものも含む）

組立量	記号	単位名称	単位記号	SI単位による表し方
面積	A	平方メートル	m^2	
体積	V	立方メートル	m^3	
波数	$\sigma, \tilde{v}$	毎メートル	m^{-1}	
質量密度	ρ	キログラム毎立方メートル	kg/m^3	
濃度	c	モル毎立方メートル	mol/m^3	
周波数	f	ヘルツ	Hz	$s^{-1}, /s$
力	F	ニュートン	N	$mkgs^{-2}$, $kg \cdot m/s^2$
圧力, 応力	P, p	パスカル	Pa	$N/m^2 = m^{-1}kgs^{-2}$
エネルギー, 仕事, 熱量	E, W, H, Qなど	ジュール	J	$Nm = m^2kgs^{-2}$
仕事率	P	ワット	W	$J/s = m^2kgs^{-3}$
電荷, 電気量	Q, q	クーロン	C	sA
電位差（電圧）	E, Vなど	ボルト	V	$W/A = m^2kgs^{-3}A^{-1}$
電気抵抗	R	オーム	Ω	$V/A = m^2kgs^{-3}A^{-2}$
コンダクタンス（電導度）	G	ジーメンス	S	$A/V = m^{-2}kg^{-1}s^3A^2$
セルシウス温度	T	セルシウス度	$^{\circ}C$	$K, 0^{\circ}C = 273.15K$
放射性核種の放射能	A	ベクレル	Bq	s^{-1}
吸収線量, 比エネルギー分与	D	グレイ	Gy	$J/kg = m^2s^{-2}$
線量当量	Sv	シーベルト	Sv	$J/kg = m^2s^{-2}$

2．SI組立単位

SI基本単位を用いて組み立てた単位（表5-6）である.

3．非SI単位（表5-7）

臨床検査の分野でも単位の標準化が推進されているが，体積の単位であるリットル（L）をはじめ，慣用単位も混在して使用している. しかし，分（min），時（h），日（d），リットル（L）などはSI併用単位として認められている.

4．SI接頭語（辞）

桁の多寡により10^nオーダで接頭語（辞）を用いることができる（表5-8）. 二重接頭辞（合成接頭辞）は認められない.

例）10^{-12} g＝μμg　×

10^{-12} g＝pg　○

表5-7　非SI単位の例

量	単位名称	単位記号	SI単位で表される数値
時間	分	min	1 min＝60 s
	時	h	1 h＝60 min＝3600 s
	日	d	1 d＝24 h＝86400 s
体積	リットル	L 又は l	1 L（1l）＝10^{-3} m^3＝1 dm^3
質量	トン	t	1 t＝10^3 kg
エネルギー	電子ボルト	eV	1 eV＝$1.60217653 \times 10^{-19}$ J
	エルグ	erg	1 erg＝10^{-7} J
圧力	バール	bar	1 bar＝0.1 MPa＝100 kPa＝10^5 Pa
	水銀柱ミリメートル	mmHg	1 mmHg ≈ 133.322 Pa
長さ	オングストローム	Å	1 Å＝0.1 nm＝100 pm＝10^{-10} m
	海里	M	1 M＝1852 m
速度	ノット	kn	1 kn＝1 M/h＝1852/3600 m/s ≈ 0.51444 m/s
力	ダイン	dyn	1 dyn＝10^{-5} N

C 単位 ● 125

表5-8 SI接頭語（辞）

接頭語（辞）	記号	10^n	接頭語（辞）	記号	10^n
デカ deca	da	10^1	デシ deci	d	10^{-1}
ヘクト hecto	h	10^2	センチ centi	c	10^{-2}
キロ kilo	k	10^3	ミリ milli	m	10^{-3}
メガ mega	M	10^6	マイクロ micro	μ	10^{-6}
ギガ giga	G	10^9	ナノ nano	n	10^{-9}
テラ tera	T	10^{12}	ピコ pico	p	10^{-12}
ペタ peta	P	10^{15}	フェムト femto	f	10^{-15}
エクサ exa	E	10^{18}	アト atto	a	10^{-18}
ゼタ zetta	Z	10^{21}	ゼプト zepto	z	10^{-21}
ヨタ yotta	Y	10^{24}	ヨクト yocto	y	10^{-24}
ロナ ronna	R	10^{27}	ロント ronto	r	10^{-27}
クエタ quetta	Q	10^{30}	クエクト quecto	q	10^{-30}

D 精度管理法

学習の目標
- □ 精度管理試料
- □ 内部精度管理
- □ 外部精度管理調査
- □ 管理限界
- □ 警告限界
- □ 処置限界

1 精度管理法の分類

検査室内で測定法の状態を管理する内部精度管理(internal quality control)と，異なった複数の施設の検査室のデータを用いて検査室間の測定誤差解析・管理する外部精度管理調査(external quality management)の2つに大別できる．さらに，内部精度管理は，管理試料を用いる方法と管理試料を用いない方法に分類できる（表5-9）．

表 5-9 臨床検査領域で用いられるおもな精度管理法

内部精度管理		外部精度管理調査〈外部精度評価〉
管理試料を用いる方法	**管理試料を用いない方法**	
1) $\bar{x}-R$管理図法（$\bar{x}-Rs$，$\bar{x}-Rs-R$ 管理図法） 2) 累積和法 (cu sum 法) 3) 双値法 (twin plot 法，Youden plot 法) 4) マルチルール管理図法 (multi-rule 管理図法) 5) 臼井法	1) 二重測定法 2) Hoffmann 法 　① ナンバープラス法 　② 基準値平均法（正常値平均法） 3) 個別検体の管理法 　① 高値・低値チェック法 　② 項目間チェック法 　③ デルタチェック法 4) $\|R/\bar{X}\|$ 法（新谷法）	1) クロスチェック 2) コントロールサーベイ 　① CAP 　② 日本医師会 　③ 日本臨床衛生検査技師会 　④ 日本衛生検査所協会 　⑤ 任意団体によるサーベイ

2 精度管理試料

① 精密度管理用：自家製プール血清，市販未知濃度管理血清．
② 精密度（精密さ），真度（正確さ）管理用：市販既知濃度管理血清．
③ 市販管理試料：市販の多くの管理血清はヒトまたは動物血清を基剤とし，凍結乾燥品（長期安定），液状または凍結品（溶解誤差回避）が供給されている．対象項目，基準範囲域濃度設定，異

常高濃度域設定（混濁が強い傾向がある）など，用途に応じて吟味する．凍結乾燥品は蒸留水または指定溶解液をホールピペット等を用いて指定量を正確に添加しなければならない．ここでの誤差は少なからず影響をおよぼす．

④ 血球計数用管理試料：自動血球計測用で，人工的に作製された粒子（固定細胞，花粉，ラテックスなど）製，ヒトや動物からの血球製（有効期限1カ月程度）がある．

3 内部精度管理

1．管理試料を用いる方法

(1) $\bar{x}$-R 管理図法（シューハート管理図）

LeveyとJennings（1950年）により提唱され，広く用いられている精度管理法である．

① 2カ所に入れた管理試料と検体を同時に測定．

② 管理用試料 a，b の測定値の平均値（$\bar{x} = \dfrac{a+b}{2}$）の変化の管理（理論値からのかたより，正確さを反映）．

③ ばらつき（$R = |a-b|$）の変化を管理する（測定技術の精密さを反映）．

④ $\bar{x}$-R 管理図の実際：一般的には，あらかじめ多重測定か20日間以上連続的に二重測定し予備データとする．$\bar{x}$ と R の総平均値（$\bar{\bar{x}}$ と $\bar{R}$）および標準偏差（SD）を求め，グラフ上に記入しておき，毎日測定した $\bar{x}$ と R を順次記入する．

⑤ $\bar{x}$ の変動
  i）一般的に系統誤差に起因することが多い．
  ii）$\bar{x}$ が次第に上昇または下降する傾向を傾き（trend現象）という．
  iii）x がある日より急に連続的に変移することを移り（shift現象）という．
  iv）一定傾向がなく動揺することを揺れ（unrest）という．

⑥ R の変動はランダム誤差に起因することが多い．

⑦ 変動要因（表5-10）．

⑧ 管理限界の設定：$\bar{x}$，R の管理限界設定方法は i)～iv) に示す3シグマ法（統計量の期待値±3倍の標準偏差，表5-11の係数を使用）および v)～vii) に示す標準偏差に基づいた方法がある．

128 ● 5 検査の精度保証（精度管理）

表5-10 $\bar{x}$–R 管理図法に認められる変動要因

	変動パターン	要因
$\bar{x}$ の変動	許容範囲からの逸脱（アウト）	
	周期的な変動（cycle）	室温の季節的変化，人為的トラブル
	徐々に上昇または下降する傾向（trend 現象）	標準液や試薬の変質と劣化，酵素活性の低下，比色計の光路系の汚染，ピペットの汚染による容量変化など
	急な上方または下方の連続的変移（shift 現象），また一定傾向がない揺れ（unrest）	測定機器の再調整や変更，測定者の交替，測定法の変更，標準液の交換，試薬のロット差や調製の誤りなど
R の変動	大きな変動の継続	器具の汚染，測定操作の不注意，分析技術の未熟
	徐々に一方的上昇	測定機器の劣化

表5-11 管理図用係数表

標本の大きさ (n)	$\bar{x}$ 管理図 UCL=$\bar{\bar{x}}$+$A_2\bar{R}$ LCL=$\bar{\bar{x}}$−$A_2\bar{R}$	R 管理図 UCL=$D_4\bar{R}$ LCL=$D_3\bar{R}$					
	A_2	D_3	D_4	d_2	$1/d_2$	d_3
2	1.88	—	3.27	1.128	0.8862	0.853
3	1.02	—	2.57	1.693	0.5908	0.888
4	0.73	—	2.28	2.059	0.4857	0.880
5	0.58	—	2.11	2.326	0.4299	0.864
6	0.48	—	2.00	2.534	0.3946	0.848
7	0.42	0.08	1.92	2.704	0.3698	0.833
8	0.37	0.14	1.86	2.847	0.3512	0.820
9	0.34	0.18	1.82	2.970	0.3367	0.808
10	0.31	0.22	1.78	3.078	0.3249	0.797

D_3 の欄の−は，下方管理限界を考えないことを示す．

ⅰ）$\bar{x}$ の上方管理限界（upper control limit；UCL）

$$=\mu+\frac{3}{\sqrt{n}}\sigma=\bar{\bar{x}}+\frac{3\bar{R}}{d_2\sqrt{n}}=\bar{\bar{x}}+A_2\bar{R}$$

ⅱ）$\bar{x}$ の下方管理限界（lower control limit；LCL）

$$=\mu-\frac{3}{\sqrt{n}}\sigma=\bar{\bar{x}}-\frac{3\bar{R}}{d_2\sqrt{n}}=\bar{\bar{x}}-A_2\bar{R}$$

ⅲ）R の UCL=$d_2\sigma+3d_3\sigma=\left(1+\frac{3d_3}{d_2}\right)\bar{R}=D_4\bar{R}$

iv）R の LCL$=d_2\,\sigma-3d_3\,\sigma=\left(1-\dfrac{3d_3}{d_2}\right)\bar{R}=D_3\bar{R}$

（R の LCL が負になるときは LCL は考えない）

ⅴ）$\bar{x}\pm2\,SD$ を警告限界（warning limit）という．

ⅵ）$\bar{x}\pm3\,SD$ を処置限界（action limit）という．

ⅶ）R の管理限界は $R\pm3\,SD$ が用いられる．

ⅷ）範囲を逸脱したときには誤差の発生が考えられる．

ⅸ）すみやかな原因の究明と解決を図る．

⑨ $\bar{x}$–R 管理図法の様式と同様なもの

ⅰ）$\bar{x}$–R の R の代わりに標準偏差 S を用いた $\bar{x}$–S 管理図

ⅱ）$\bar{x}$–Rs 管理図（Rs は移動範囲 moving range を意味）：日内変動の解析に有用

ⅲ）$\bar{x}$–Rs–R 管理図：日間変動の解析に有用

（2）累積和法（cu-sum 法；cumulative sum control chart method）

$\bar{x}$–R 管理図における管理限界内での微妙なかたよりの検出は困難である．日々の測定値と参照値 c との差の累積により連続したわずかなかたよりを検出する．

① 参照値 c として，あらかじめ管理試料を多重測定（20～30 程度）し，その総平均値 $\bar{x}$ を算出しておく．

② 各回の測定値 x_i と c の差の累積和 S_n を求める．

1 回目：$S_1=x_1-c$

2 回目：$S_2=S_1+(x_2-c)$

n 回目：$S_n=S_{n-1}+(x_i-c)=\displaystyle\sum_{i=1}^{n}x_i-nc$

を求めプロットする．

③ かたよりがない（良好な管理状態）場合，c をゼロ線として，プロットがその周りを波状に移動する．

④ かたよりが生じるとプロットが連続的に上昇（正のかたより），または下降（負のかたより）を示す．

⑤ シフトやトレンドなどの偏向性（系統誤差）を鋭敏にとらえることができる．

⑥ 基本的に管理限界は存在しない．

⑦ 本法の変法で，標準偏差に基づいた数値による限界を設定し判断する decision limit cu-sum 法もある．

(3) 双値法（twin plot法，Youden plot法）

基準範囲域と異常値域の管理試料を用いる管理法であり，$\bar{x}$–R管理図法と同様に，

① 濃度の異なる2種類の管理試料を多重測定し，平均値（$\bar{x}$：正常域，$\bar{y}$：異常域）と標準偏差を求める．
② グラフのX軸上に$\bar{x} \pm 2\,SD$，Y軸上に$\bar{y} \pm 2\,SD$をプロットし，四角形の許容範囲を記入する（図5-13）．
③ 毎日の管理試料の測定値（x_i, y_i）を座標上の1点にプロットし，測定日も記入する．
④ 対角線（nやn'）に沿った測定値の逸脱（系統誤差を反映）．
⑤ 対角線（NやN'）から離れた逸脱（偶発誤差を反映）．
⑥ 系統誤差と偶発誤差を評価できる反面，経日的な変化の傾向を知るには困難．
⑦ 多施設間同一測定法の外部精度管理〔評価〕のデータ解析にも有用．

(4) マルチルール管理図法（multi-rule管理図法）

Westgardにより提唱された（1981年）．$\bar{x}$–R管理図法を基本とした精度管理法である．

① 濃度の異なる2種類の管理試料を用いる．
② 誤差の検出率を求める性能特性図（power function graph）の作

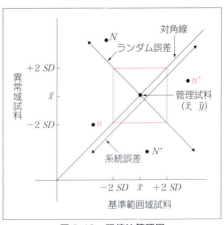

図5-13　双値法管理図

成：管理試料データ，管理試料本数，各種ルールの組み合わせ，誤差検出（error detection），誤った棄却（false rejection）などの関連性をコンピュータでシミュレーションする．

③ ②を利用することで，最大の誤差検出と最小の誤った棄却が得られる（誤差発生の有無のチェック）．

④ 誤差を系統誤差と偶発誤差に分け，許容の可否を即時（real time）に判断することが可能な精度管理法．

(5) 臼井法

臼井により報告された（1983年）．

① 濃度の異なる2種類の管理試料（X，Y）を用いる．

② 予備データの平均値，標準偏差，R の平均値を用いて管理試料の測定値（1日2回測定した x_1，x_2 と y_1，y_2）の規準化（Zx_1，Zx_2，Zy_1，Zy_2）後，

　i）Z–V管理図の作成（Z：統計学上規準値，V：変動を表す記号）：$\bar{x}$ 管理図が Z 管理図に，R 管理図が V 管理図すなわち $\bar{x}$–R 管理図に相当する．管理限界と異常値の判断は $\bar{x}$–R 管理図と同様，±2は±2SD，±3は±3SDを意味する．2種類の試料に共通した変動（系統誤差）であるか異なった方向に発生した誤差（偶発誤差）であるかの検出判断が容易．

　ii）プラスマイナス管理図の作成：規準化された4個のデータを＋，－で組み合わせる．次の4種類の変動指標を求める．管理図より4種類の変動要因の究明に有用．

　　日差変動（day to day variation；D–D）＝$Zx_1+Zx_2+Zy_1+Zy_2$
　　日内変動（within day variation；W/D）＝$Zx_1-Zx_2+Zy_1-Zy_2$
　　試料間変動（sample to sample variation；S–S）
　　　　　　　　　　　　　　　　＝$Zx_1+Zx_2-Zy_1-Zy_2$
　　残差変動（random variation；RND）＝$Zx_1-Zx_2-Zy_1+Zy_2$

　iii）共通の限界：①，②の管理図とも規準化された数値を用いるので，誤差や変動要因を同じ規準で比較できる利点を有する反面，管理図上で測定値が直接読めないという限界がある．

2．管理試料を用いない方法

患者試料の測定値を統計処理して精度管理する方法．管理試料を用いる方法の補助的役割を果たしている．

(1) 二重測定法

同一試料について2回測定を行う（精密度の管理）．

① 真度（正確さ）のチェックはできない．
② 比較的精密度に乏しい測定法や緊急検査（不特定多数による測定の実施）に適している．
③ 放射免疫測定法（radioimmunoassay；RIA）では二重測定が一般的である．
④ 二重測定の精密度

ⅰ）$SD = \dfrac{|x_1 - x_2|}{\sqrt{2}}$

ⅱ）標準偏差ⅰ）を求め，誤差許容限界と比較，評価する．

（2）ナンバープラス法（number plus method）

生物学的特性を利用した方法である．Hoffmann により提唱された（1963年）．Hoffmann法のひとつである．

① 患者検体の測定値の分布は，測定精度が良好であれば毎日ほぼ等しい．
② その頻度分布の最頻値（mode；モード）より高値を示す検体数の全体に占める割合は一定である，ということを利用．
③ モードをこえる検体数をナンバープラスとよび，この手法をナンバープラス法という．
④ 予備データによる管理限界の設定

ⅰ）患者検体の測定値（最低500検体）より，全測定値の度数分布曲線を作成し，最頻値を求める．

ⅱ）全検体に対する最頻値より高値を示した検体数の比率を計算する．

ⅲ）Hoffmann によれば，この値は60％でナンバープラスの比率としては0.6である．

ⅳ）管理限界は95％信頼限界を用いると，次式によって求められる．

$$95\%信頼限界 = np \pm 2\sqrt{npq}$$

np：ナンバープラス値（モードをこえるサンプル数）
n：集団のサンプル数（通常50が用いられる）
p：ナンバープラスの比率（一般に0.6）
q：ナンバープラスの補数で$1-p$（一般に$1-0.6 = 0.4$）

ⅴ）一般的に95％の信頼限界では，30±7が用いられる．

⑤ 管理図の作成：$\bar{x}$管理図に準じ，Y軸は中心線を30，上方管理

限界を 37，下方管理限界を 23 とし，日常患者 50 検体ごとに予備データで得られたモードをこえる検体数の比率を求め，ナンバープラス値をプロットしながら精度管理する．

ⅰ）予備データ 500 検体でのモード値が適当でないと，管理限界を逸脱する例が多くなる．

ⅱ）ナンバープラスの比率はかならずしも 0.6 とはならない．各項目ごとに計算する必要がある．

（3）基準値平均法（average of normal method）

ナンバープラス法同様に生物学的特性を利用した方法である．Hoffmann により提唱された（1965 年）．Hoffmann 法のひとつである．

① 次の 2 つの理論に基づく．

ⅰ）患者検体の測定値は，正常値範囲群と異常値群に分かれ，ほとんどが正常値範囲内に入る．

ⅱ）その範囲内に含まれる測定値の平均値は安定している．

② 予備データによる管理限界の設定

ⅰ）検査対象患者から健常者群とされた最低 500 例以上の測定値より，基準値となる平均値 $\pm 2SD$ を求め管理限界を設定する．

ⅱ）一般的に 95％信頼限界を用いる．

$$95％信頼限界＝平均値 \pm \frac{基準値の範囲}{4} + \frac{1.96}{\sqrt{n}}$$

ただし，平均値：基準値範囲計算時の平均値，n：1 日の全測定値のうち基準値範囲に入った数

③ 管理図の作成

ⅰ）$\bar{x}$ 管理図に準じ基準値を求めたときの平均値（基準値の中央値）を中心線，上下に管理限界線を引いた管理図の作成．

ⅱ）毎日の患者検体のうち，基準値範囲に入った測定値の平均値を求め管理図上にプロットする．

ⅲ）測定値の偏り（系統誤差）の検出が可能．

ⅳ）本法は，コンピュータでシステム化された検査室に有用（検査終了後リアルタイムで基準値の平均と管理限界を得ることが可能）．

（4）$|R/\bar{X}|$ 法（新谷法）

自動血球成分測定機器の精度管理法として新谷により提唱された

(1968年), 血球計数用管理試料として数種類市販されているが, ヒト全血と性質も異なり, 有効期限にも制約がある. このことから日常の測定検体のなかから任意に管理試料として用いる.

① 午後の測定検体のうち10本について, 密栓, 冷蔵保存し, 翌日の管理試料とする.

② 測定日の翌朝, 日常検査前に① の保存検体を再測定する.

③ 計算

　ⅰ）$r = |$1日目の測定値$-$2日目の測定値$|$

　ⅱ）$\bar{x} =$両者の平均値

　ⅲ）10検体の $|r/\bar{x}|$ を求め, その平均値を $|R/\bar{X}|$ とする.

④ $|R/\bar{X}|$ 値：ヘモグロビン量4％, 赤血球数8％, ヘマトクリット値3％, 白血球数10％をこえるときは,

　ⅰ）測定機器, 試薬を含めた原因の究明を行う.

　ⅱ）安定性に難点（患者検体）, 正確度の管理には限界がある.

　ⅲ）機器の再現性の管理実施には有用.

3. 個別検体の管理法

種々の自動分析機器の導入により, 多項目成分の同時測定が可能となった. これに伴い, 検体の取り違い, 検体の誤認の発生と, 結果の誤報告が問題となり, 個別管理の必要性が生じた.

(1) 高値・低値チェック法（極端値チェック）

① 測定成分ごとに限界をこえた異常値について検討する.

② 限界値の設定は, 経験的に数カ月間の患者検体測定値から求める（成分ごとに極端な異常値が2～3％程度になるよう定める）.

(2) 項目間チェック法

2項目（成分）またはそれ以上の測定項目間での関係を検討し, 異常の有無をチェックしながらデータ管理を行う.

① 強い相関性を示し変動する成分

臨床化学領域

正の相関：ASTとALT, NaとCl, UNとクレアチニン, ALPとLAP, TTTとZTT, 膠質反応とγ-グロブリン, 血清銅とセルロプラスミン, 総脂質と中性脂肪またはコレステロール, 陽イオンと陰イオンの和, Caとアルブミン, アルブミンとコリンエステラーゼ, アルブミンとLCAT, Feとフェリチン, WBCとCRPなど.

逆相関：Caと無機リン, ClとCO$_2$, A/G比とγ-グロブリン,

FeとCu，FeとUIBC，血糖値とFFAなど．

臨床血液学領域

赤血球恒数のMCV，MCH，MCHC（間接的に赤血球，ヘモグロビン量，ヘマトクリット値）の管理．

（3）デルタチェック法（delta check method）

個々の患者の臨床検査結果の測定値を経日的に管理することにより，検査過誤を検出しようとする方法．Nosanchuckらにより提唱された（1974年）．

① 同一患者から得られた前回測定値と今回測定値の差を求める．

② 限界値をこえた差であれば検査の異常が考えられる．

③ 分析精度の管理と患者データの累積が必要である．

（4）多変量デルタチェック法（multi variate delta check；MVDC）

飯塚・久米ら（1981年）による．個体間変動に比べ個体内変動が小さい項目を利用した方法．同一患者のデータか否かを判別する．

（5）累積デルタチェック法（cumulative delta check；CDC）

以下のDc^2を算出し限界値Kより大きければ検体の取り違いを疑う．

$$Dc^2 = \sum \left(\frac{前回値との差}{個体内差の標準偏差} \right)^2$$

個体内差の標準偏差＝当該施設で用いている基準範囲×C値（表5-12）

表5-12　累積デルタチェックに用いる係数C値

選択順位	項目	C
1	ZTT	0.15
2	ChE	0.11
3	TC	0.17
4	PF%-γ-glob	0.17
5	PF%-Alb	0.20
6	UA	0.17
7	Cre	0.35
8	LAP	0.37
9	γ-GT	0.40
10	ALP	0.25

（北村ら，1985）

限界値 $K=2p+5$
誤陽性率が高い場合は，
　限界値 $K=4p+3$
を用いる．項目数 p は5項目以内とする．

4 外部精度管理調査＜外部精度評価＞

複数の検査室が同一試料を測定した結果を精度管理（quality control）の目的に活用するための手段．

(1) クロスチェック（cross check）

近隣数カ所の検査室または関連施設の検査室が同一試料（管理血清，患者検体）を交換，測定後，データ解析し精度管理に利用する手法．

(2) コントロールサーベイ（control survey）

同一試料を多数の検査室に提供し，その測定結果を解析（前述の双値法を用いることが多い）して検査精度の評価に利用する手法（精度管理調査ともいう）．

① College of American Pathologists（CAP：米国病理医協会）
　参加施設：アメリカ，ヨーロッパ，日本も含むアジアなど3万以上に及ぶ施設．
　内容：一般検査，臨床化学，血液学，免疫学，微生物学などを含む11領域，63シリーズのプログラム（Interlaboratory comparison program）．年1～8回実施．

② 日本医師会（臨床検査精度管理調査）
　参加施設：2,800余の施設
　内容：生化学，血液学，血清学，細菌学を含む50項目以上．年1回実施．

③ その他
　・日本臨床衛生検査技師会
　・都道府県臨床衛生検査技師会
　・日本医師会
　・都道府県医師会
　・任意団体

(3) サーベイの目的

① データの他施設との比較．
② 他施設との測定法の比較評価．

③ 参加施設の技術水準(performance)の評価.

④ 内部精度管理を補う正確さの客観的な評価(正確さの検定に有用).

⑤ 参加施設の問題点の明確化(究明とその改善が重要).

(4) サーベイの結果

① サーベイの測定結果は,同一測定法あるいは同一機器を用いているグループ(peer group)に分類.

② とびはなれた値の棄却

ⅰ)日本医師会サーベイ:グループの平均値,SD を求める.平均値 $\pm 3SD$ による棄却を1回行う.

ⅱ)日本臨床衛生技師会臨床化学サーベイ:平均値 $\pm 2SD$ による棄却を1回行う.

ⅲ)棄却後:それぞれ平均値 $\pm 2SD$,CV(%)を求め,評価の基礎データとして用いる.

③ 評価点(score;スコア)

ⅰ)日本医師会サーベイ

ⓐ平均値 $\pm 1SD$ 内……………A評価(5点)

ⓑ平均値 $\pm 1SD$ 超 $\pm 2SD$ 内…B評価(4点)

ⓒ平均値 $\pm 2SD$ 超 $\pm 3SD$ 内…C評価(2点)

ⓓ平均値 $\pm 3SD$ 超……………D評価(0点)

得られた各成績をスコア化(scoring)後,最終的に100点満点にして評価している.

ⅱ)CAP

ⓐ平均値 $\pm 1SD$ 内…良好(good performance)

ⓑ平均値 $\pm 2SD$ 内…許容できる(results acceptable)

ⓒ平均値 $\pm 2SD$ 超…許容できない(not acceptable)

として報告書に記入(評価)している.

(5) コントロールサーベイの実際

① サーベイ調査書

ⅰ)調査書(アンケート用紙)

ⅱ)測定法(測定条件など)

ⅲ)使用機器名

ⅳ)報告単位(酵素活性など)

ⅴ)参加施設(病院,検査センター)規模など peer group 分類が重要

② サーベイ試料の測定
　ⅰ）正常と異常値濃度.
　ⅱ）試料の調製は配布注意書の指示に従う.
　ⅲ）測定において特別扱いしない（通常検体測定と同条件で測定）.
　ⅳ）1回測定が原則（ただし，検査室内の精密度，検査室間の正確さの差の確認には繰り返し測定の指示がある）.
③ サーベイ結果の報告：測定結果はただちに報告用紙に記入，返送.
　ⅰ）記入（転記）ミスのないこと.
　ⅱ）測定単位
　　　ⓐ血清カルシウムのmg/dLとmEq/Lまたはmmol/L.
　　　ⓑ酵素活性単位の温度（30℃または37℃）.
　　　ⓒ小数点の位置.
　ⅲ）測定時の測定条件の保存（サーベイ結果の返却の際，不良結果の原因究明に役立つ）.
④ 規準化による結果の評価
　ⅰ）参加施設の測定値をpeer groupの平均値とSDを用い，規準化数値（SDI；standard deviation intervalもしくはindex）を求める.

$$\mathrm{SDI} = \frac{参加施設の測定値 - \mathrm{peer\ group}の平均値}{\mathrm{peer\ group}のSD}$$

　ⅱ）SDIは濃度の異なる試料の測定値を同じ尺度で直接比較ができる.
　ⅲ）SDIはpeer groupの平均値に対する参加施設の測定値の偏りで評価.
　ⅳ）測定値の他施設との比較
　　　SDI：1以内…十分評価できる
　　　SDI：2以上…不良，原因の究明と是正措置必要

5 検査過誤の管理

　前述の内部精度管理のうち，個別検体の管理法の（1）高値・低値チェック法，（2）項目間チェック法，（3）デルタチェック法，（4）多変量デルタチェック法，（5）累積デルタチェック法が相当する.

E 標準化

学習の目標
- 基準（分析）法
- 実用基準法
- 日常一般法
- 標準物質
- トレーサビリティ連鎖

臨床検査データを「いつでも，どこでも，同じように」提供するには，規格を定め，臨床検査を実施する施設間で共有することが必要である．その規格を確立し実践する活動が標準化である．

1 基準測定操作法

基準（分析）法→実用基準法→日常一般法へと上位法による下位法の校正（calibration）が設定されていることは，測定値信頼性の保証に必要である．

① 基準（分析）法（definitive method）：理論的基礎が十分明確で，系統誤差が無視できるほど小さく，精密さと真度が満足な測定法である．最上位測定法である．重量法，電量法，同位体希釈・質量分析法（isotope dilution mass spectrometry；ID-MS）が属する．一次標準物質への値付与，実用基準法の評価に用いられる．

② 実用基準法（reference method）：測定結果が基準（分析）法と一致するか，かたよりが精密さに対して無視できる程度に小さい測定法である．専門学会が提示する勧告法などの多くが相当する．二次標準物質への値付与，日常一般法の評価に用いられる．

③ 上記2つの基準測定法に対して日常一般法は，臨床検査室で日常検査に用いられる測定法であり，精密さに優れ単位時間あたりの処理件数の高さが重視される．

〈血清カルシウム測定の例〉

基準（分析）法	実用基準法	日常一般法
ID-MS法	原子吸光法	MXB法など

2 標準物質(reference material;RM)

測定装置の校正,測定方法の評価に用いる.1つ以上の特性値が十分均質で,適切に確定されている物質である.

① **一次標準物質**:測定対象となる特性値が基準法によって決定され,対象物質の純度を秤量し,あるいは適切な溶媒に溶解して一定容量や質量にすることで値が決定される物質である.容量分析用標準物質としてJIS K 8005に規定された11品目がある(表5-13).また,国際的な純物質系標準物質の供給としては,米 NIST(National Institute of Standards and Technology)(表5-14),日本AIST・NMIJ(National Institute of Advanced Industrial Science and Technology・National Metrology Institute of Japan)(表5-15)および欧州IRMM(Institute for Reference Materials and Measurements)(表5-16)がある.

検査医学標準物質機構(Reference Material Institute of Clinical Chemistry Standards;ReCCS)供給物質の一部(日本):イオン電極用一次標準物質,コレステロール測定用一次標準物質など.

② **二次標準物質**:測定対象となる特性値が一次標準物質と実用基準法,あるいは精確さが満足な状態の測定法を用いた複数試験室の空間試験により値が決定される物質である.

日本臨床検査標準協議会(JCCLS)認証常用参照標準物質:

表5-13 容量分析用標準物質

品目	純度
亜鉛 (Zn)	99.90%以上
アミド硫酸 ($HOSO_2NH_2$)	99.90%以上
塩化ナトリウム (NaCl)	99.98%以上
酸化ヒ素(Ⅲ) (As_2O_3)	99.98%以上
シュウ酸ナトリウム (NaOCOCOONa)	99.95%以上
炭酸ナトリウム (Na_2CO_3)	99.97%以上
銅 (Cu)	99.98%以上
二クロム酸カリウム ($K_2Cr_2O_7$)	99.98%以上
フタル酸水素カリウム [C_6H_4(COOK)(COOH)]	99.95〜100.05%
フッ化ナトリウム (NaF)	99.90%以上
ヨウ素酸カリウム (KIO_3)	99.95%以上

E 標準化 ● 141

表5-14 NIST供給 SRM（standard reference material）の一部

項目（純品）	NIST-SRM
pH, O_2, CO_2	186
コレステロール	911c
UN	912a
UA	913a
Cre	914a
Ca（$CaCO_3$）	915b
Bil	916b
Glu（D-Glu）	917b
K（KCl）	918b
Na, Cl（NaCl）	919b
コルチゾール	921
Li（Li_2CO_3）	924a
Alb（BSA溶液）	927b
Mg（グルコン酸Mg）	929a
TG（トリパルミチン）	1595

表5-15 AIST・NMIJ供給 CRM（certified reference material）の一部

項目（純品）	NMIJ-CRM
コレステロール	6001-a
テストステロン	6002-a
プロゲステロン	6003-a
17β-エストラジオール	6004-a
Cre	6005-a
UN（Urea）	6006-a
ヒドロコルチゾン	6007-a
UA	6008-a
TG（トリオレイン）	6009-a

表5-16 IRMM供給 ERM（European reference material）の一部

項目（純品）	IRMM-ERM
γ-GT（ブタ腎精製品）	AD452
LD1（ヒトLD1精製品）	AD453
ALT（ブタ心精製品）	AD454
CK-MB（ヒト心精製品）	AD455
Amy（ヒト膵精製品）	IRMM/IFCC456
HbA1c（HbA1c Buffer溶液）	IRMM/IFCC466

JSCC常用酵素（JCCLS CRM-001, 002），IFCC血漿蛋白国際標準品（IRMM DA470k, DA471, DA472），ReCCSのイオン電極用常用標準血清，グルコース電極用常用標準血清，脂質測定用標準血清など．
認証標準物質（certified reference material；CRM）：信頼できる組織・機関が発行する．1つ以上の特性値の認証値と不確かさが示されている．

トレーサビリティ(traceability)

不確かさがすべて表記された切れ目のない比較の連鎖(traceability chain;トレーサビリティ連鎖)を通じて,通常は国家標準または国際標準である決められた標準に関連づけられうる測定結果または標準の値の性質である(ISO Guide 30).

共用基準範囲

医療機関(健診機関を含む)の間で患者の検査情報の共有化が期待され,測定方法の標準化とともに基準範囲の共用化が望まれている.日本臨床検査標準協議会(JCCLS)により「日本における主要な臨床検査項目の共用基準範囲」(表5-17)が策定されている.

E　標準化 ● 143

表 5-17　JCCLS 共用基準範囲一覧

項目名称	項目	単位		下限	上限
白血球数	WBC	$10^3/\mu L$		3.3	8.6
赤血球数	RBC	$10^6/\mu L$	M	4.35	5.55
			F	3.86	4.92
ヘモグロビン	Hb	g/dL	M	13.7	16.8
			F	11.6	14.8
ヘマトクリット	Ht	%	M	40.7	50.1
			F	35.1	44.4
平均赤血球容積	MCV	fL		83.6	98.2
平均赤血球色素量	MCH	pg		27.5	33.2
平均赤血球色素濃度	MCHC	g/dL		31.7	35.3
血小板数	PLT	$10^3/\mu L$		158	348
総蛋白	TP	g/dL		6.6	8.1
アルブミン	Alb	g/dL		4.1	5.1
グロブリン	Glb	g/dL		2.2	3.4
アルブミン，グロブリン比	A/G			1.32	2.23
尿素窒素	UN	mg/dL		8	20
クレアチニン	Cr	mg/dL	M	0.65	1.07
			F	0.46	0.79
尿酸	UA	mg/dL	M	3.7	7.8
			F	2.6	5.5
ナトリウム	Na	mmol/L		138	145
カリウム	K	mmol/L		3.6	4.8
クロール	Cl	mmol/L		101	108
カルシウム	Ca	mg/dL		8.8	10.1
無機リン	IP	mg/dL		2.7	4.6
グルコース	Glu	mg/dL		73	109
中性脂肪	TG	mg/dL	M	40	234
			F	30	117
総コレステロール	TC	mg/dL		142	248
HDL-コレステロール	HDL-C	mg/dL	M	38	90
			F	48	103
LDL-コレステロール	LDL-C	mg/dL		65	163
総ビリルビン	TB	mg/dL		0.4	1.5
アスパラギン酸アミノトランスフェラーゼ	AST	U/L		13	30
アラニンアミノトランスフェラーゼ	ALT	U/L	M	10	42
			F	7	23
乳酸脱水素酵素#	LD	U/L		124	222
アルカリホスファターゼ	ALP (JSCC)	U/L		106	322
	ALP (IFCC)	U/L		38	113
γグルタミルトランスフェラーゼ	γGT	U/L	M	13	64
			F	9	32
コリンエステラーゼ	ChE	U/L	M	240	486
			F	201	421
アミラーゼ	AMY	U/L		44	132
クレアチン・ホスホキナーゼ	CK	U/L	M	59	248
			F	41	153
C反応性蛋白	CRP	mg/dL		0.00	0.14
鉄	Fe	$\mu g/dL$		40	188
免疫グロブリン	IgG	mg/dL		861	1747
免疫グロブリン	IgA	mg/dL		93	393
免疫グロブリン	IgM	mg/dL	M	33	183
			F	50	269
補体蛋白	C3	mg/dL		73	138
補体蛋白	C4	mg/dL		11	31
ヘモグロビンA1c	HbA1c	% (NGSP)		4.9	6.0

* CBC の単位表記について
　白血球数　×$10^3/\mu L$
　赤血球数　×$10^6/\mu L$
　血小板数　×$10^3/\mu L$
国内の状況はすべての施設で同じ報告単位を使用できているわけではない．国際的にも多くの国で10の3,6,9，12乗の桁数と /L もしくは /μL との組み合わせで慣用的に使用されているのが現状である．SI の接頭語が10の3乗を基本にしていることに合わせて，今回，共用基準範囲では左記の表記とした．

*略号表記について
White blood cell のように独立した単語の略号は大文字で WBC と表記し，Albumin のような単一の単語の略号は Alb と頭文字だけを大文字とした3文字表記とした．
*例外：PLT，TG，電解質
乳酸脱水素酵素 (LD) の基準範囲は，JSCC 法でも IFCC 法でも使用できます．

（日本における主要な臨床検査項目の共用基準範囲　―解説と利用の手引き―．2022/10/01版）
https://www.jccls.org/wp-content/uploads/2022/10/kijyunhani20221031.pdf

F 検査法の信頼性評価

学習の目標
- 実用性
- 信頼性
- 感度
- 特異度
- カットオフ値
- 適中度
- 尤度比
- ROC曲線

技術的評価

臨床検査で用いる測定システムは，測定に関する要求事項を満足する結果が得られることが保証されている必要がある．以下について妥当性確認（バリデーション）を行う．

① 実用性：処理速度，安全性，試薬など消耗品などのコスト，要求技術熟練度などの運用関連特性．
② 信頼性：精密さ，特異性，真度，検出限界などの測定値の信頼性に関する特性．
　ⅰ）バイアス：「正確さの評価」(p.110)を参照．
　ⅱ）共存物質の影響：「正確さの評価(5)妨害(干渉)物質の影響試験」(p.112)を参照．

検証（verification）

規定した要求事項が満たされているという目的の証拠を検査施設内で確認することである．実用性を考慮した項目を実施する．

妥当性確認（validation）

測定法が意図する用途または適用に関する要求事項を満たしていることを客観的証拠の提示によって確認することである．測定システムが日常検査に適用できる性能を有しているかどうかを判断する．

バリデーション特性項目は，

① 真度(trueness)
② 精密さ(precision)
③ 特異性(specificity)
④ 検出限界(limit of detection)
⑤ 定量限界(limit of quantitation)
⑥ 直線性(linearity)
⑦ 範囲(range)
⑧ 頑健性(robustness)
⑨ トレーサビリティ(traceability)
⑩ 不確かさ(uncertainty)

などである.

4 検査結果の評価

検査法の臨床的評価にともなう臨床判断値，臨床的有用性がどの程度あるかを評価すること．

(1) 検査法の特異度と感度(図5-14)

① 感度とは，疾病を有する対象者のなかで検査成績が陽性である割合．真陽性率あるいは有病正診率ともいう．

$$\frac{TP}{TP+FN} \times 100\,(\%)$$

② 特異度とは，疾病をもたない人を対象に検査を実施したとき，検査成績が陰性である割合．検査の特異度の指標となる．真陰性率あるいは無病正診率ともいう．

$$\frac{TN}{FP+TN} \times 100\,(\%)$$

疾病 検査	あり	なし
陽性	真陽性 (TP)	偽陽性 (FP)
陰性	偽陰性 (FN)	真陰性 (TN)

図5-14 検査成績と疾病の有無

③ 偽陽性率（false positive rate）

$$\frac{\mathrm{FP}}{\mathrm{FP+TN}} \times 100\,(\%) = 100 - 特異度\,(\%)$$

④ 偽陰性率（false negative rate）

$$\frac{\mathrm{FN}}{\mathrm{TP+FN}} \times 100\,(\%) = 100 - 感度\,(\%)$$

（2）カットオフ値（cut off point）

検査を実施し，陽性（特定の疾病）と陰性（疾病でない）を鑑別する数値をカットオフ値（分割点）という．

① カットオフ値を高くすれば，感度は下がるが特異度は高くなる．
② カットオフ値を低くすれば，感度は高くなるが特異度は低下する．
③ 一般的に患者群と非患者群（図5-15）は互いに重なりあっており，カットオフ値をⒶとすれば，感度は100％となるが，非患者群も含むことになるので特異度は低下する．また，カットオフ値をⒷとすれば，特異度は100％となるが，はずれる患者群が存在することになるので感度は低下する．
④ したがって，カットオフ値は感度と特異度に配慮し，検査の目的（疾病の重症度，治療の有効性など）に合った数値の決定が必要となる．

（3）適中度と有病率

① 患者が病気である確率を陽性適中度といい，検査陽性者のなかで病気である人の割合である．

$$\frac{\mathrm{TP}}{\mathrm{TP+FP}} \times 100\,(\%)$$

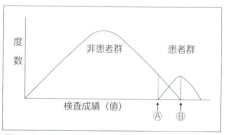

図5-15　カットオフ値に依存する感度と特異度

② 患者が病気でない確率を陰性適中度といい，検査陰性者のなかで病気でない人の割合である．

$$\frac{TN}{TN+FN} \times 100\,(\%)$$

③ 有病率とは，対象群における病人の頻度．検査前確率（pre test probability）ともいう．

$$有病率 = \frac{TP+FN}{TP+FP+FN+TN}$$

(4) 尤度比（ゆうどひ）（likelihood ratio：LR）

尤度とは"尤（もっと）もらしさの度合い"，すなわち「ある条件下である事象が起きる確率」を意味する．

① 陽性尤度比（positive likelihood ratio：LR＋）：疾病のある人たち（群）において，疾病のない人たち（群）に比べて陽性の結果が何倍得られやすいかを表す．

$$LR+ = \frac{真陽性率}{偽陽性率} = \frac{\dfrac{TP}{TP+FN}}{\dfrac{FP}{FP+TN}} = \frac{感度}{1-特異度}$$

LR＋が大きいほど確定診断に有効な検査である（一般的に10以上）．

② 陰性尤度比（negative likelihood ratio：LR－）：疾病のない人たち（群）において，疾病のある人たち（群）に比べて陰性の結果が何倍得られやすいかを表す．

$$LR- = \frac{真陰性率}{偽陰性率} = \frac{\dfrac{TN}{FP+TN}}{\dfrac{FN}{TP+FN}} = \frac{特異度}{1-感度}$$

LR－が大きいほど除外診断に有効な検査である（一般的に10以上）．

※逆数を用いて指標とする場合もある．その場合はLR－が小さいほど除外診断に有効な検査である（一般的に0.1以下）．

(5) ROC曲線（receiver operating characteristic curve；受信者動作特性曲線）

ある検査法の診断精度（感度と特異度）を視覚的に表したもので，検査の評価に用いる．ある疾患の診断について2つの方法（A法，B法）の例を示す．

① カットオフ値を変化させ，それぞれの場合の感度と特異度を求

める．
② 縦軸に感度（真陽性率），横軸に偽陽性率（100－特異度）とするグラフを作成し，これにカットオフ値ごとの数値をプロットする．
③ プロットした値を結ぶと曲線が得られる（図5-16）．
④ 評価：曲線が縦軸側に近い位置に描かれている検査法が優れていると判断される．したがって本例の場合，A法がB法より診断に有効であるといえる．

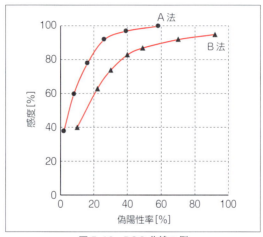

図 5-16　ROC 曲線の例
ある疾患における検査法（A法，B法）の鑑別能力の比較．

G 医療法又は臨検法に基づく精度の確保に係る基準

学習の目標
- [ ] 検査の精度の確保に係る責任者
- [ ] 標準作業量
- [ ] 作業日誌
- [ ] 台帳

1 検査の精度の確保に係る責任者の配置

　病院，診療所，助産所において自施設で検体検査業務を行う場合，医療法施行規則第9条の7第1号で，**表5-18**のとおり検体検査および遺伝子関連・染色体検査の精度の確保に係る責任者をおかなければならないと定められている．助産所以外では臨床検査技師が責任者になりうる．

表5-18 検査の精度の確保に係る責任者

検体検査の精度の確保に係る責任者	医業を主とする病院・診療所	医師または臨床検査技師
	歯科医業を主とする病院・診療所	歯科医師または臨床検査技師
	助産所	助産師
遺伝子関連・染色体検査の精度の確保に係る責任者	医業を主とする病院・診療所	遺伝子関連・染色体検査の相当の経験を有する医師または臨床検査技師
		遺伝子関連・染色体検査の相当の知識と経験を有する者（大学等で分子生物学関連科目を履修し，検体検査の3年以上の実務経験および精度管理の3年以上の実務経験を有する者）
	歯科医業を主とする病院・診療所	遺伝子関連・染色体検査の相当の経験を有する歯科医師または臨床検査技師
		遺伝子関連・染色体検査の相当の知識と経験を有する者（大学等で分子生物学関連科目を履修し，検体検査の3年以上の実務経験および精度管理の3年以上の実務経験を有する者）

（丸田秀夫：医事法規，最新臨床検査学講座 関係法規（宮島喜文，三村邦裕編），2024年版，p54, 医歯薬出版，2024.）

2 各種標準作業書・日誌等の作成

1．標準作業書
　医療法施行規則第9条の7第3号で，次の標準作業書を常備し，検体検査業務の従事者に周知しなければならないと定められている．ただし，血清分離のみを行う病院等は測定標準作業書の血清分離に関する事項以外の事項を，血清分離を行わない病院等は測定標準作業書の血清分離に関する事項を記載する必要はない．
(1) 検査機器保守管理標準作業書：医療機器の添付文書，取扱説明書などを当該作業書とすることも認められる．
(2) 測定標準作業書：検査項目ごとに，定義，臨床的意義，測定方法，測定原理，検査手順，基準範囲，判定基準などを記載する．

2．作業日誌等
　医療法施行規則第9条の7第4号で，次の作業日誌を作成しなければならないとしている．ただし，血清分離のみを行う病院等は測定作業日誌の血清分離に関する事項以外の事項を記載する必要はない．
(1) 検査機器保守管理作業日誌：保守管理を行う担当者は，点検日時，各検査機器における保守管理上確認すべき内容などを記載する．
(2) 測定作業日誌：検査項目ごとの実施件数，実施件数のうち検査エラー，検査不具合の発生件数を記載する．

3．台帳
　医療法施行規則第9条の7第5号で，次の台帳を作成しなければならないとしている．ただし，血清分離のみを行う病院等は作成する必要はない．
(1) 試薬管理台帳
(2) 統計学的精度管理台帳（内部精度管理を行った場合に必要）
(3) 外部精度管理台帳（外部精度管理調査を受検した場合に必要）：実施結果をもって代替可能．

3 検体検査の精度の確保のために努めるべき事項

① 検体検査業務において，内部精度管理，外部精度管理の受検，検査業務従事者への適切な研修の実施は努力義務である．
② 遺伝子関連・染色体検査業務において，内部精度管理は義務，

外部精度管理の受検は努力義務，検査業務従事者への適切な研修の実施は義務である．

H 検査室の第三者評価

学習の目標
- □ 病院機能評価認定
- □ JCI
- □ ISO 9001
- □ 医療関連サービスマーク制度
- □ 精度保証施設認証制度
- □ ISO 15189

認証・認定制度

臨床検査の品質と精度の確保に伴う検査室の機能・力量を担保，またはそれらを含む医療機関組織の機能確認・評価および臨床検査室の評価手段として，外部精度管理とともに次の第三者認定・認証制度が活用されている．

① 医療機関組織の評価
- 病院機能評価認定（日本医療機能評価機構）
- JCI（Joint Commission International）認定（本部：米国シカゴ）

② 品質マネジメントシステムの評価
- ISO 9001認証

③ 臨床検査室の評価
- 医療関連サービスマーク制度（医療関連サービス振興会，登録衛生検査所対象）
- 精度保証施設認証制度（日本臨床衛生検査技師会と日本臨床検査標準協議会の共同）
- ISO 15189認証
- 米国病理医協会（College of American Pathologists；CAP）認定（CAPサーベイを実施していることが条件）

(1) 法的背景

医療法の一部を改正する法律（平成29（2017）年法律第57号）の施

行に伴い，検体検査の精度の確保についても改正された（医療法施行規則第9条の7の2関係）．そのなかで内部精度管理の実施，外部精度管理調査の受検および適切な研修の実施関係についての内容が努力義務として示されている．外部精度管理調査の受検については，

① 公益社団法人日本医師会
② 一般社団法人日本臨床衛生検査技師会
③ 一般社団法人日本衛生検査所協会　等

が行う外部精度管理調査を受けるよう努めること，と示されている．また，法律第57号に関する通知（医政発0810第1号）において「ISO 15189等の第三者認定の取得に必要な体制整備に努めることが望ましい」とされている．

(2) ISO 15189：2022の概要

① タイトル：臨床検査室－品質と能力に関する要求事項（Medical laboratories－Requirements for quality and competence）

② 臨床検査室を運営するための国際規格であり，序文に以下が記載されている．

・ISO 15189：2012を廃止して，それに置き換わるものである．

・リスクマネジメントに関する要求事項はISO 22367の原則との整合が図られている．

・検査室の安全に関する要求事項はISO 15190の原則との整合が図られている．

・サンプル（試料）採取及び搬送に関する要求事項はISO 20658の原則との整合が図られている．

・ポイント・オブ・ケア検査（POCT）に関する要求事項を含む（POCT独自規格ISO 22870は廃止）．

・この文書の形式はISO/IEC 17025：2017に基づいている．

③ 以下の構成である．

1　適用範囲
2　引用規格
3　用語及び定義
4　一般要求事項
　　4.1　公平性
　　4.2　機密保持
　　4.3　患者に関する要求事項
5　組織構成及びガバナンスに関する要求事項

H 検査室の第三者評価 ● 153

- 5.1 法人組織
- 5.2 検査部長
- 5.3 検査室の活動
- 5.4 組織構成及び権限
- 5.5 目標及び方針
- 5.6 リスクマネジメント
6 資源に関する要求事項
- 6.1 一般
- 6.2 要員
- 6.3 施設及び環境条件
- 6.4 機材
- 6.5 機材校正及び計量トレーサビリティ
- 6.6 試薬及び消耗品
- 6.7 サービスの合意事項
- 6.8 外部から提供される製品及びサービス
7 プロセスに関する要求事項
- 7.1 一般
- 7.2 検査前プロセス
- 7.3 検査プロセス
- 7.4 検査後プロセス
- 7.5 不適合業務
- 7.6 データの管理及び情報マネジメント
- 7.7 苦情
- 7.8 継続性及び緊急事態準備計画
8 マネジメントシステムに関する要求事項
- 8.1 一般要求事項
- 8.2 マネジメントシステム文書
- 8.3 マネジメントシステム文書の管理
- 8.4 記録の管理
- 8.5 リスク及び改善の機会に対する取り組み
- 8.6 改善
- 8.7 不適合及び是正処置
- 8.8 評価
- 8.9 マネジメントレビュー
附属書A(規定)ポイント・オブ・ケア検査(POCT)に関する追加

要求事項

附属書B（参考）ISO 9001：2015とISO 15189：2022（この文書）との比較

附属書C（参考）ISO 15189：2012とISO 15189：2022（この文書）との比較

　なお，「7.3　検査プロセス」に以下を含む．

　　7.3.4　測定不確かさの評価

　　7.3.5　生物学的基準範囲及び臨床判断値

　　7.3.7　検査結果の妥当性の確保

　　7.3.7.2　内部精度管理

　　7.3.7.3　外部精度評価

（ISO 15189第4版，2022年12月，英和対訳版，日本規格協会）

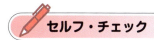

セルフ・チェック

A 次の文章で正しいものに〇，誤っているものに×をつけよ．

	〇	×
1. クオリティマネジメントは精度保証のみに担保されている．	☐	☐
2. 内部精度管理は精度保証に含まれる．	☐	☐
3. 分析機器管理は良質な検査管理業務に含まれる．	☐	☐
4. 母集団は標本から無作為に抽出したデータ群である．	☐	☐
5. 標本は母集団の性質・特徴を推定している．	☐	☐
6. 算術平均と分散の次元は同じである．	☐	☐
7. 不偏標準偏差Uは要素数nが30以下の場合に用いる．	☐	☐
8. 不偏標準偏差U算出時の分母は$n-1$である．	☐	☐
9. 変動係数CV算出時の分母は 標準偏差である．	☐	☐
10. 標準誤差SE算出時の分母は標準偏差である．	☐	☐
11. 同一のn数かつ$\bar{x}$である場合，SDが大きいほど$\bar{x}$分布頻度は多くなる．	☐	☐
12. 完全な正規分布の場合，算術平均値，中央値および最頻値は一致する．	☐	☐
13. 正規分布の場合，±1 SDは68.3%の標本を含む．	☐	☐
14. IFCC基準範囲の定義は「中央値を含む95%の個体の範囲」である．	☐	☐
15. 基準範囲を設定する際には各サブクラスの合計数で120の個体数が必要である．	☐	☐
16. 変数の精度に限りがないデータは離散データである．	☐	☐
17. 対立仮説とは母平均$\mu_1 = \mu_2$である．	☐	☐
18. 第1種の誤りとは帰無仮説H_0が正しいのに棄却する誤りである．	☐	☐
19. 第2種の誤りを犯してしまう確率を危険率という．	☐	☐

A 1-×（良質な検査管理業務も含まれる），2-〇，3-〇，4-×（標本が母集団からの無作為抽出），5-〇，6-×（分散でなく標準偏差），7-〇，8-〇，9-×（算術平均），10-×（$\sqrt{n}$），11-×（少なくなる），12-〇，13-〇，14-〇，15-×（各サブクラスごと），16-×（連続データ），17-×（$\mu_1 \neq \mu_2$），18-〇，19-×（第1種）

156 ● 5 検査の精度保証（精度管理）

20. ある2つの平均値に差がないという帰無仮説 H_0 が成立する確率 P が0.5であった場合，有意水準 α を0.05とするならば有意差を認める． □ □

21. 対応のないかつ等分散である2群の t 検定では Welch の t 検定を実施する． □ □

22. 3群以上を2群と同様の比較をすると有意水準が減少する． □ □

23. 95%信頼区間とは母平均 μ が95%の確率で分布する区間である． □ □

24. 同一物質に対する2つの異なる測定法の比較において最小二乗法により求めた直線回帰式の y 切片は相加誤差を表す． □ □

25. 相関係数は1を超えることがある． □ □

26. 完全負相関の場合，$r = -1$ である． □ □

27. ブランク（盲検）の未実施は正確さの評価が低下する． □ □

28. 同時再現性は正確さの評価である． □ □

29. 不確かさは真の値を前提として算出する． □ □

30. 添加回収試験は正確さの評価のひとつである． □ □

31. 変動係数 CV は精密さの評価のひとつである． □ □

32. 不確かさは真の値を前提としている． □ □

33. 偶発誤差は固有誤差に分類される． □ □

34. 誤差の許容限界（規格 CV_A，B_A）の上限値は10%である． □ □

35. Tonks の許容限界上限値は10%である． □ □

36. 1 g/dL を %（w/v）で表したら1%（w/v）である． □ □

37. 価数は自然数のみである． □ □

38. 酵素活性の1 U/Lは1秒間に1 molの基質を変化させることができる． □ □

39. 長さのSI基本単位はkmである． □ □

40. リットル（L）はSI単位である． □ □

20-×（認めない），21-×（Student の t 検定），22-×（多重性の問題により増加する），23-○，24-○，25-×（計算原理上ない），26-○，27-○，28-×（精密さ），29-×（測定値のみで算出する），30-○，31-○，32-×（真の値を前提としない），33-×（技術誤差），34-×（5%または±5%，Na と Cl は±2 mmol/L），35-○，36-○，37-○，38-×（1分間に1 μ mol），39-×（m），40-×（非SI単位）

セルフ・チェック ● 157

41. 外部精度管理は管理試料を用いる. ☐ ☐
42. 真度（正確さ）評価に市販未知濃度管理血清を用いる. ☐ ☐
43. $\bar{x}$–R管理図法では20日間程度の予備データが必要である. ☐ ☐
44. $\bar{x}$–R管理図法でのRの変動は系統誤差に起因することが
多い. ☐ ☐
45. 二重測定法は真度（正確さ）の管理に適している. ☐ ☐
46. 項目間チェック法では管理血清を用いない. ☐ ☐
47. コントロールサーベイにおいては通常検体測定と異なっ
た専用条件で測定する. ☐ ☐
48. 実用基準法は日常一般の評価に用いられる. ☐ ☐
49. JSCC常用酵素（JCCLS CRM-001, 002）は一次標準物質
である. ☐ ☐
50. 特異度とは真陽性率と同義である. ☐ ☐
51. カットオフ値を高くすると感度は高くなる. ☐ ☐
52. ROC曲線は縦軸を感度として作成する. ☐ ☐
53. ISO 15189は品質マネジメントシステムに関する国際規
格である. ☐ ☐
54. ISO 9001は臨床検査室の品質と能力に関する特定要求事
項に関する国際規格である. ☐ ☐
55. 精度管理はPDCAサイクルのD（do）に含まれる. ☐ ☐

B

1. 検査プロセス（ISO 15189：2022）の要求事項はどれか. **2つ
選べ.**
☐ ① 検体量の確認
☐ ② 内部精度管理
☐ ③ 外部精度管理
☐ ④ 検査結果の報告
☐ ⑤ 分析装置導入前の性能評価

A 41-○, 42-×（既知）, 43-○, 44-×（ランダム誤差）, 45-×（精密さ）, 46-○, 47-×（通常検体測定と同一条件）, 48-○, 49-×（二次）, 50-×（真陰性率）, 51-×（低下する）, 52-○, 53-×（9001）, 54-×（15189）, 55-○

B 1-②と③（①検査前プロセス, ④検査後プロセス, ⑤良質な検査管理業務）

158 ● 5 検査の精度保証（精度管理）

2. 統計量について正しいのはどれか. 2つ選べ.
- □ ① 標本分散は母分散よりも大きい.
- □ ② t分布におけるt値は2つの自由度をもつ.
- □ ③ 正規母集団の標本平均値は正規分布する.
- □ ④ 分散は不偏分散よりも小さい.
- □ ⑤ 標準誤差は標本標準偏差のばらつきを表す.

3. 正規分布する血液成分はどれか. 2つ選べ.
- □ ① 尿酸
- □ ② 尿素窒素
- □ ③ 無機リン
- □ ④ 白血球数
- □ ⑤ 総コレステロール

4. 正規分布について誤っているのはどれか.
- □ ① ガウス分布ともいう.
- □ ② データ分布が左右対称である.
- □ ③ 平均値と中央値が一致している.
- □ ④ 自由度によって分布形が変化する.
- □ ⑤ 平均値±2 SDの範囲に集団全体の約95%が含まれる.

5. 基準範囲を設定するときにサブクラスとして分類するのはどれか.
- □ ① 飲酒
- □ ② 肥満
- □ ③ 年齢
- □ ④ 高血圧
- □ ⑤ 薬物の服用

2-③と④（①同等，②n－1，⑤標本平均のばらつき），3-①と③（②，④，⑤対数正規分布），4-④（④度数分布），5-③（①，②，④，⑤調査対象項目として設定）

6．健常者で正規分布を示す血清成分の平均値が100 mg/dL，標準偏差〈*SD*〉が6 mg/dLであった．基準範囲[mg/dL]はどれか．

- ☐ ① 70〜136
- ☐ ② 76〜124
- ☐ ③ 82〜118
- ☐ ④ 88〜112
- ☐ ⑤ 94〜106

7．正確度の管理法はどれか．**2つ選べ．**

- ☐ ① 標準法との比較
- ☐ ② 管理血清の測定
- ☐ ③ 重複再現性の比較
- ☐ ④ 日差再現性の比較
- ☐ ⑤ 標準血清による検定

8．精密度の評価はどれか．**2つ選べ．**

- ☐ ① 回収率
- ☐ ② 回帰式
- ☐ ③ 標準偏差
- ☐ ④ 相関係数
- ☐ ⑤ 変動係数

6-④（平均±2SD），7-①と⑤（②，③，④精密度の管理），8-③と⑤（①正確度の評価，②誤差の指標，④線形関係の程度）

160 ● 5 検査の精度保証（精度管理）

9．血清 9 mL に 1,000 mg/dL グルコース水溶液 1 mL を添加したもののグルコース濃度は 195 mg/dL であった．また，同じ血清 9 mL に生理食塩水 1 mL を添加したもののグルコース濃度は 105 mg/dL であった．回収率（％）はどれか．

- □ ① 9
- □ ② 53
- □ ③ 65
- □ ④ 90
- □ ⑤ 111

10．測定の不確かさについて**誤っている**のはどれか．

- □ ① トレーサビリティ連鎖には不確かさが表記されている．
- □ ② 測定値に対する「かたより」のパラメータである．
- □ ③ 不確かさの要因には分析装置の測定誤差が含まれる．
- □ ④ 測定担当者間の誤差は不確かさの要因の一部である．
- □ ⑤ 標準偏差で表現する．

11．偶発誤差の要因はどれか．**2つ選べ**．

- □ ① 分析装置の変更
- □ ② 試薬のロット変更
- □ ③ 比色時の気泡混入
- □ ④ 標準液の作製ミス
- □ ⑤ ピペットの操作ミス

12．系統誤差の要因はどれか．**2つ選べ**．

- □ ① 器具の汚染
- □ ② 検体取り違い
- □ ③ 測定法の変更
- □ ④ 標準液の劣化
- □ ⑤ 分析技術の未熟

9-④（回収率＝（添加試料測定値－対照試料測定値）/添加濃度×100＝（195－105)/100×100＝90%），10-②（②ばらつき），11-③と⑤（①，②，④系統誤差の要因），12-③と④（①，②，⑤偶発誤差の要因）

セルフ・チェック ● 161

13. 10^{12} に相当する接頭語はどれか.
- ☐ ① ギガ
- ☐ ② テラ
- ☐ ③ デカ
- ☐ ④ ヘクト
- ☐ ⑤ メガ

14. 国際単位系〈SI〉の基本単位はどれか. **2つ選べ.**
- ☐ ① A
- ☐ ② C
- ☐ ③ F
- ☐ ④ K
- ☐ ⑤ V

15. 内部精度管理法で管理血清を用いるのはどれか. **2つ選べ.**
- ☐ ① $|R/\overline{X}|$ 管理法
- ☐ ② $\overline{x}$-R 管理図法
- ☐ ③ 項目間チェック法
- ☐ ④ デルタチェック法
- ☐ ⑤ マルチルール管理図法

16. 外部精度管理法はどれか.
- ☐ ① 累積和管理図法
- ☐ ② 正常者平均値法
- ☐ ③ デルタチェック法
- ☐ ④ クロスチェック法
- ☐ ⑤ $\overline{x}$-R 管理図法

13-② (①$10^9$, ③$10^1$, ④$10^2$, ⑤$10^6$), 14-①と④ (SI基本単位;メートルm, キログラムkg, 秒s, アンペアA, ケルビンK, モルmol, カンデラcd), 15-② と⑤ (①, ③, ④患者検体を用いる), 16-④ (①, ②, ③, ⑤内部精度管理法)

162 ● 5 検査の精度保証（精度管理）

17. 患者検体を用いる内部精度管理法はどれか．
- ☐ ① 双値法
- ☐ ② 累積和法
- ☐ ③ $\bar{x}$–R 管理図法
- ☐ ④ クロスチェック
- ☐ ⑤ 項目間チェック

18. 管理限界内での微妙な偏りの発見に最も適している精度管理図法はどれか．
- ☐ ① $\bar{x}$–R
- ☐ ② $\bar{x}$–Rs
- ☐ ③ 累積和
- ☐ ④ $\bar{x}$–Rs–R
- ☐ ⑤ Westgard のマルチルール

19. $\bar{x}$–R 管理図で管理するのはどれか．2つ選べ．
- ☐ ① 施設間差
- ☐ ② 標準液の劣化
- ☐ ③ 検体採取の過誤
- ☐ ④ 分析機器の異常
- ☐ ⑤ パニック値の検出

20. 内部精度管理法で患者データを用いるのはどれか．2つ選べ．
- ☐ ① 累積和法
- ☐ ② $\bar{x}$–R 管理図法
- ☐ ③ 項目間チェック法
- ☐ ④ デルタチェック法
- ☐ ⑤ マルチルール管理図法

17-⑤（①，②，③管理血清を用いる内部精度管理法，④外部精度管理法），18-③（①管理限界外の検出，②日内変動の解析，④日間変動の解析，⑤誤差発生の有無チェック），19-②と④（①クロスチェック法，③デルタチェック法，⑤高値・低値チェック法），20-③と④（①，②，⑤管理血清を用いる）

セルフ・チェック ● 163

21. 精度管理の血清項目間チェックについての組合せで正の相関関係があるのはどれか. **2つ選べ.**
   - □ ① ナトリウム ——— カリウム
   - □ ② アルブミン ——— コリンエステラーゼ
   - □ ③ クレアチニン ——— 総ビリルビン
   - □ ④ グルコース ——— コレステロール
   - □ ⑤ LD ————————— AST

22. 生化学検査データの偶発誤差を検出する項目間比として使用するのはどれか.
   - □ ① Na/K
   - □ ② Na/Cl
   - □ ③ LD/ALP
   - □ ④ AST/CK
   - □ ⑤ アルブミン/クレアチニン

23. 検査過誤の検出に利用されるのはどれか. **2つ選べ.**
   - □ ① $\bar{x}$–R 管理図法
   - □ ② 正常者平均値法
   - □ ③ 前回値チェック法
   - □ ④ ツインプロット法
   - □ ⑤ 2項目の検査値比率

24. 検体の取り違えを検出する精度管理法はどれか.
   - □ ① $\bar{x}$–R 管理図法
   - □ ② 双値法
   - □ ③ 累積和法
   - □ ④ デルタチェック法
   - □ ⑤ ナンバープラス法

21-②と⑤（①Na-Cl，③Cre-BUN，④Glu-インスリン），22-②（②正の相関関係のある項目，①，③，④，⑤相関関係が認められない），23-③と⑤（①管理限界外の検出，②系統誤差の検出，④系統誤差と偶発誤差の評価），24-④（①管理限界外の検出，②系統誤差と偶発誤差の評価，③管理限界内での連続したわずかな偏りの検出，⑤精密度の管理）

164 ●5 検査の精度保証（精度管理）

25. 容量分析用の一次標準物質はどれか. **2つ選べ.**
- □ ① 鉄
- □ ② 塩酸
- □ ③ 塩化ナトリウム
- □ ④ 炭酸ナトリウム
- □ ⑤ 水酸化ナトリウム

26. トレーサビリティ連鎖と校正の階層段階について**誤っているのはどれか.**
- □ ① 最上位の測定法は一次基準測定操作法である.
- □ ② 二次校正物質は二次基準測定操作法で値づける.
- □ ③ 日常試料の測定は製造業者製品校正物質で校正する.
- □ ④ トレーサビリティ連鎖には不確かさが表記されている.
- □ ⑤ 不確かさの大きさは日常検査法が最も小さい.

27. 陽性の場合，確定診断に適している検査の特徴はどれか.
2つ選べ.
- □ ① 感度が高い.
- □ ② 特異度が高い.
- □ ③ 陰性適中率が高い.
- □ ④ 陰性尤度比が高い.
- □ ⑤ 陽性尤度比が高い.

25-③と④（一次標準物質：亜鉛，アミド硫酸，塩化ナトリウム，酸化ヒ素（Ⅲ），シュウ酸ナトリウム，炭酸ナトリウム，銅，ニクロム酸カリウム，フタル酸水素カリウム，フッ化ナトリウム，ヨウ素酸カリウム），26-⑤（大きい），27-②と⑤（①感度が高いと偽陰性率は低下，③陽性適中率，④陽性尤度比）

セルフ・チェック ● 165

28. 検査の考え方について正しいのはどれか.

- □ ① カットオフ値は量反応曲線で決める.
- □ ② 感度を低くすると特異度が低くなる.
- □ ③ 検査前確率が低いと偽陽性が少なくなる.
- □ ④ 特異度が高い検査は確定診断に有用である.
- □ ⑤ 陽性尤度比が高い検査は除外診断に有用である.

29. 疾患あり100人,疾患なし100人の合計200人の集団に対し,スクリーニング検査を実施したところ,感度は90%,特異度は40%であった. 2×2表で正しいのはどれか.

- □ ①

（人）	疾患あり	疾患なし
検査陽性	90	60
検査陰性	10	40

- □ ②

（人）	疾患あり	疾患なし
検査陽性	90	40
検査陰性	10	60

- □ ③

（人）	疾患あり	疾患なし
検査陽性	60	90
検査陰性	40	10

- □ ④

（人）	疾患あり	疾患なし
検査陽性	60	10
検査陰性	40	90

- □ ⑤

（人）	疾患あり	疾患なし
検査陽性	10	60
検査陰性	90	40

28-④（①感度と特異度の曲線,②偽陰性率が高くなる,③偽陽性＋真陰性が高くなる,⑤陰性尤度比）, 29-①（②感度90%,特異度60%,③感度60%,特異度10%,④感度60%,特異度90%,⑤感度10%,特異度40%）

166 ● 5　検査の精度保証（精度管理）

30. 感度90％，特異度40％のスクリーニング検査を実施した．
有病率50％の集団の場合，陽性適中率［％］はどれか．
- □　① 40
- □　② 50
- □　③ 60
- □　④ 70
- □　⑤ 80

31. 臨床的有用性評価について**誤っている**のはどれか．
- □　① 感度とは，疾患を有する人のうち検査が陽性である人の割合をいう．
- □　② 特異度とは，疾患を有する人のうち検査が陰性である人の割合をいう．
- □　③ 偽陽性率は，（1－特異度）×100％で表される．
- □　④ 陽性適中度は，検査が陽性の人のうち疾患を有する人の割合をいう．
- □　⑤ 感度は，カットオフ値を高くすれば下がる．

32. 臨床検査性能評価に**用いられない**のはどれか．
- □　① ROC曲線法
- □　② カットオフ値
- □　③ Number Plus法
- □　④ 特異度
- □　⑤ 適中度

30-③（有病率50％→疾患有：疾患無＝1：1なので各100人として疾患有・検査陽性90人，検査陰性10人，疾患無・検査陽性60人，検査陰性40人，陽性適中率＝90／（90＋60）＝0.6），31-②（②疾患を有しない人のうち検査が陰性である人の割合），32-③（③管理血清を用いない内部精度管理法）

33. 国際規格 ISO 15189 で要求されているのはどれか.

- ☐ ① 環境マネジメント
- ☐ ② 品質マネジメント
- ☐ ③ 個人情報保護マネジメント
- ☐ ④ 臨床検査室の品質と能力
- ☐ ⑤ 情報セキュリティ

34. ISO 15189：2022 について正しいのはどれか. **2つ選べ.**

- ☐ ① 移行期間として ISO 15189：2012 と2年間併用する.
- ☐ ② 内部精度管理は「検査プロセス」に規定されている.
- ☐ ③ 外部精度管理は「検査前プロセス」に規定されている.
- ☐ ④ ポイント・オブ・ケア検査（POCT）に関する要求事項を含む.
- ☐ ⑤ リスクマネジメントに関する要求事項は他の規格にかかわらず規定している.

33-④（①ISO 14001，②ISO 9001，③JISQ 15001，⑤ISO/IEC 27001），34-②と④（①ISO 15189：2012 は廃止であり移行期間はない，③「検査プロセス」に規定されている，⑤ISO 22367 と整合が図られている）

6 検査と社会との関わり

A 医療安全

> **学習の目標**
> - 医療事故
> - 医療過誤
> - インシデント・アクシデント
> - ヒヤリ・ハット
> - ハインリッヒの法則
> - 患者と検体の確認
> - パニック値

医療事故と医療過誤

1. 医療事故
医療にかかわる場所で,医療の全過程において発生するすべての人身事故で,以下の場合を含む.なお,医療従事者の過誤,過失の有無を問わない.
① 死亡,生命の危険,病状の悪化などの身体的被害,および苦痛,不安などの精神的被害が生じた場合.
② 患者が廊下で転倒し負傷した事例のように,医療行為とは直接関係しない場合.
③ 患者についてだけでなく,注射針の誤刺のように,医療従事者に被害が生じた場合.

2. 医療過誤
医療事故の一類型であって,医療従事者が,医療の遂行において,医療的準則に違反して患者に被害を発生させた行為.

インシデントとアクシデント

医療の遂行において医療的準則から外れた行為および事態を示し,患者への影響の有無の両方を含む.

1. ヒヤリ・ハット事例
患者に被害を及ぼすことはなかったが,日常診療の現場で,"ヒヤ

リ"としたり，"ハッ"とした経験を有する次のような事例がある．
　① 患者には実施されなかったが，仮に実施されたとすれば，何らかの被害が予測される場合．
　② 患者には実施されたが，結果的に被害がなく，またその後の観察も不要であった場合．
　インシデントとアクシデントは，患者の影響度合いによりレベル0～5に分類される．レベル0および1が患者への影響はなかった場合（ヒヤリ・ハット事例），レベル5は患者が死亡した場合である（表6-1）．
　③ ハインリッヒの法則
　1件の大きな事故・災害の裏には，29件の軽微な事故・災害，そして300件のヒヤリ・ハット（事故には至らなかったもののヒヤリとした，ハッとした事例）があるとされる．重大災害の防止のためには，事故や災害の発生が予測されたヒヤリ・ハットの段階で対処していくことが必要である．
　1件：「重傷」以上の災害
　29件：「軽傷」を伴う災害
　300件：「ヒヤリ・ハット」した（危うく大惨事になる）傷害のない災害
　以上より，ヒヤリ・ハットが300に満たなければ"大きな事故・災害"は発生しない．

医療事故発生時の対処

① 確立された医療事故等の施設内報告体制にしたがってすみやかに報告（当該者）
② インシデントのレベル評価（安全対策室など）
③ 該当者の救済措置（医療施設）
④ 原因分析をして再発防止の策定（安全対策室，組織全体）

医療事故防止対策

① 医療事故防止（安全対策）マニュアルの作成
② 個々の医療従事者への徹底周知，教育研修
③ 組織全体での定期的研修会の開催

170 ● 6 検査と社会との関わり

表6-1 事故影響レベル分類

	レベル	傷害の継続性	傷害の程度	内容	解説・具体例ほか
インシデント	レベル0	—		エラーや医薬品・医療用具の不具合がみられたが，患者には実施されなかった	・未然に防げた事例 ※本来行うべき検査や投薬を行わなかった事例はレベル0ではない
	レベル1	なし		患者への実害はなかった（なんらかの影響を与えた可能性は否定できない）	・エラーや不具合があり，患者に実施された
	レベル2	一過性	軽度	処置や治療は行わなかった（患者観察の強化，バイタルサインの軽度変化，安全確認のための検査などの必要性は生じた）	・モニタ・センサー類の装着 ・観察回数を増やした ・侵襲を伴わない検査（心電図，エコーなど）の実施
	レベル3a	一過性	中等度	簡単な処置や治療を要した（消毒，湿布，皮膚の縫合，鎮痛剤等薬剤の投与など）	・侵襲を伴う検査（採血，血糖測定，CT，X線など）の実施 ・発生した事例に対して，なんらかの薬剤を投与する必要が生じた ・外来患者の予定外入院（経過観察のみで短期入院） ・骨折の場合：保存的治療で，入院日数の短期延長または入院の必要がない
アクシデント				濃厚な処置や治療を要した	・予期していた合併症による治療・手術など ※医療安全管理部で検討した結果，クオリティ審議依頼書の提出になる場合がある
	レベル3b	一過性	高度		・予期せぬ合併症による治療・手術など ・予期せぬ心肺停止（蘇生に成功） ・バイタルサインの高度変化 ・人工呼吸器装着 ・予期せぬ手術または手術に匹敵する治療・処置 ・外来患者の予定外入院（入院加療が必要） ・骨折の場合： ① 手術または手術が望ましいが，患者の病状から保存的治療を選択 ② 保存的治療であっても骨折で入院日数が大幅に延長
	レベル4a	永続的	軽度〜中等度	永続的な障害や後遺症が残ったが，有意な機能障害や美容上の問題は伴わない	
	レベル4b	永続的	中等度〜高度	永続的な障害や後遺症が残り，有意な機能障害や美容上の問題を伴う	
	レベル5	死亡		死亡（原疾患の自然経過によるものを除く）	
その他					医療に関する患者からの苦情，施設上の問題，医療機器などの不具合・破損（重大な結果をもたらすおそれのある場合），麻薬・劇薬・毒薬などの紛失

(国立大学附属病院医療安全管理協議会で定めた「影響度分類」に準ずる)

（諏訪部　章：インシデント・アクシデント報告，最新臨床検査学講座 医療安全管理学（諏訪部　章，高木　康，松本哲哉編）．第2版，p20，医歯薬出版，2023．）

5 患者と検体の確認

① 生理学的検査：患者自身に氏名を名乗ってもらう，生年月日の確認（同姓同名の可能性），受診票によるIDおよび検査内容の確認．
② 検体検査：患者自身に氏名を名乗ってもらう，生年月日の確認（同姓同名の可能性），受診票によるIDおよび検査内容と採血管種類・本数の確認．

6 パニック値対応

(1) 極端値（極異常値）とパニック値の定義（表6-2）

表 6-2　極端値とパニック値の定義

異常値の種類	定義
極端値，極異常値	まれにしかみられない検査値〔統計的には0.5〜1.0パーセンタイル値以下，99.0〜99.5パーセンタイル値以上（細萓，千葉）〕
パニック値 (panic value)	生命が危ぶまれるほどの危険な状態にあることを示唆する異常値．ただちに治療を開始すれば救命しうる．診断は臨床的な診察だけでは困難で検査によってのみ可能である（Lundberg）．
	緊急異常値〔critical values（日本臨床病理学会第2回特別例会）〕あるいは要緊急治療異常検査値（千代）ともいう．

(2) パニック値一覧（表6-3）

表6-3　パニック値

項目	基準範囲	単位	パニック値
臨床化学			
Cre	～1.20	mg/dL	3.0<（急性），8.0<（慢性）
Na	135～147	mEq/L	120>，160<
K	3.6～5.0	mEq/L	2.5>，6.0<（外来），7.0<（入院）
Ca	8.0～10.3	mg/dL	6.0>，12.0<
AST	8～35	U/L	1,000<
ALT	4～30	U/L	1,000<
LD	120～230	U/L	1,000<
Glu	60～110	mg/dL	50>，350<（外来），500<（入院）
血液・凝固			
WBC	♂ 4.5～7.7，♀ 4.3～7.3	$10^3/\mu$L	1.5>，20.0<，芽球の出現
Hb	♂ 13.5～15.7，♀ 11.5～13.9	g/dL	5.0>，3.0以上の減少
PLT	194～339	$10^3/\mu$L	30>，50以上の減少，1,000<
PT-INR	0.9～1.1		2.0<
血液ガス			
pH	7.35～7.45		7.2>，7.6<
$Paco_2$	35～45	Torr	20>，50<（急性），70<（慢性）
Pao_2	75～	Torr	50>（急性），40>（慢性）
HCO_3^-	23～28	mEq/L	15>，40<
その他			
・細菌血液培養陽性 ・心電図異常 　　急性心筋梗塞パターン 　　危険な不整脈 　　　心室頻脈，多源性・3連発以上・R on Tの心室性期外収縮→心室細動 　　　30/min以下の除脈，完全房室ブロック，重症洞不全症候群→心停止 　　電解質異常を示唆するパターン（尖鋭なT波）			

(3) 極端値をみたら

　極端な値が検出された場合，担当医に報告する前に，① 検査過誤の否定（管理試料測定値が管理内であることの確認，前回値デルタチェック・累積デルタチェックを実施して検体間違いでないことの確認など），② 分析前誤差（採血条件，保存条件，採血管の適否など）の確認を行う．

(4) パニック値への対応

パニック値は，患者救命のため，日常の報告ルートでなく，電話やファクシミリなどにより臨床側に迅速かつ確実に伝達される必要がある．なお，パニック値として報告すべき項目と設定値は，各施設の状況や規模，報告の目的などによって異なってくる．臨床側と検査室とで協議しておく必要がある．また，報告前に上記(3)の確認が必要であるが，いたずらに再検査に時間を費やすより，臨床状況の確認を兼ねて担当医に連絡するのがよい．

7 報告書管理体制

検査結果の報告猶予時間については，検査目的により異なる(**表6-4**)．緊急検査やパニック値報告については迅速さが求められる．また，診察前検査については患者が採血などを行ってから診察を受けるまでのおおよそ1時間で報告する．検査結果は臨床検査システムを介して電子カルテを含む病院情報システムにより統合され，医師が確認できる環境の構築が進んでいる．システム内で検査結果など報告書は保存管理される．

表6-4 検査結果の報告時間

検査の目的	報告までの時間	備考
日常検査 (ルーチン検査)	当日中〜1週間	通常の検査のほか，特殊検査や外注検査など
緊急検査	可能なかぎり早く	救急外来患者の検査など
診察前検査	60分程度	外来患者で診察時に検査データが必要な場合
パニック値報告	結果出力時	ただちに処置が必要な異常値で，結果確認後，即座に医師に連絡する
仮報告	結果確認後から正式報告までの間	検体の異常などにより結果に誤差が含まれる可能性が高い場合，確認検査が完了するまで正式な報告を保留する場合に行う

(清宮正徳：検査の受付と報告，最新臨床検査学講座 臨床検査総合管理学(髙木 康，三村邦裕編)．第3版，p69，医歯薬出版，2024.)

8 リスクマネジメント

リスクマネジメントとは，リスクに関して組織を指導し管理する調整された活動であり，リスク算定，リスク評価，リスク対応，リスク

受容およびリスクコミュニケーションを含む．日本臨床衛生検査技師会が「臨床検査部門危機管理ガイドライン＝業務継続に関するマネジメントシステムの構築＝」を策定している．

1．リスクの分類

リスクを「事象発生の不確実性」と定義し，臨床検査部門の組織活動上のリスクを次の2つに分類する．

① 業務機会に関連するリスク：新たな検査分野への進出など運営上戦略的意思決定に係るリスク

② 組織運営の遂行に関連するリスク：コンプライアンス違反，不良データの発生，地震等災害など適正かつ効率的な業務の遂行に係るリスク

2．内部統制環境

臨床検査部門が目的を達成するために，適正かつ効率的に運営するための価値観，組織，規則などであり，構成員のさまざまな行為の基礎である．

3．業務継続と共に求められるもの

災害時に臨床検査部門が考慮すべき事項として，業務継続の他に災害対応の基本的要求事項といえる以下の3点がある[1]．

① 生命の安全確保

② 二次災害の防止

③ 地域貢献，地域との共生

B 感染対策

> **学習の目標**
> - □ 標準予防策
> - □ 感染経路別予防策
> - □ 感染の対象経路
> - □ 空気感染
> - □ 飛沫感染
> - □ 接触感染

標準予防策

① 感染症の病態にかかわらず，すべての患者のケアに際して適用
② 感染の可能性がある対象物は，血液，体液（唾液，胸水，腹水，心嚢液，脳脊髄液などすべての体液），分泌物（汗は除く），排泄物，あるいは傷のある皮膚や粘膜
③ 手洗いによる手指衛生の確保
④ バリアプレコーション（手袋，マスク，エプロンなど）の着用
⑤ 注射針，血液や体液などで汚染されたリネンなどの適切な処置

感染経路別予防策

① 感染力の強い，重篤な病態を引き起こす感染症に罹患した患者が対象
② 感染の対象経路は空気感染，飛沫感染，接触感染など
③ 標準予防策に加えて実施する感染経路遮断のための予防策
④ 空気感染する疾患（結核，麻疹，水痘など）：空気予防策の適用，空調設備のある個室での隔離，医療従事者はN95マスクを着用
⑤ 飛沫感染する疾患（百日咳，喉頭ジフテリア，髄膜炎菌肺炎，マイコプラズマ肺炎，インフルエンザ，風疹，流行性耳下腺炎など）：飛沫予防策の適用，個室または集団隔離，医療従事者はサージカルマスクを着用
⑥ 接触感染する疾患（薬剤耐性菌：MRSA，VRE，MRSE，MDRP，ESBL産生菌などによる感染症，*Clostridioides difficile*感染による下痢症，ロタウイルスやノロウイルス感染による胃腸炎，疥

癖, 流行性角結膜炎など): 接触予防策の適用, 患者が室外に出るときは十分な手洗いと排菌部の被覆, 医療従事者は手袋とエプロンの着用

C 安全衛生管理

学習の目標

- [ ] マクロショック
- [ ] ミクロショック
- [ ] 電撃(感電)防止
- [ ] EPRシステム
- [ ] 非常電源
- [ ] ボンベ色
- [ ] 医薬用外毒物
- [ ] 医薬用外劇物
- [ ] 感染性医療廃棄物
- [ ] マニフェスト
- [ ] 特別管理廃棄物
- [ ] 消火器の種類

電気

1. 人体の電気的反応(表6-5)

表6-5 人体に商用交流電源(50または60 Hz)の電流を1秒間通電した場合の電撃反応

電撃の種類	電流値(mA)	人体の電撃反応(成人男性)
マクロショック	1	ビリビリ感じ始める(最小感知電流)
	10	自分で手を離せなくなる(離脱限界電流)
	100	皮膚表面から電流が心臓に流れ込み, 心室細動が発生する
ミクロショック	0.1 (=100 μA)	直接電流が心臓に流れ込み, 心室細動が発生する

小児は表の1/2, 女性は2/3の電流値で同様の反応を示す.

2. 電撃（感電）防止

(1) 医療用電気機器における装着部

漏れ電流許容値がJISにより定められている（表6-6）.

表6-6 装着部の形別規格

装着部の形	図記号	使用方法	漏れ電流許容値
B形	🧍	皮膚の表面に電極を装着	マクロショックにおける最小感知電流値（1 mA）の1/10である0.1 mA（＝100 μA）
BF形	🧍		
CF形	❤️	心臓に直接電極を装着	ミクロショクにおける心室細動の誘発電流値（100 μA）の1/10である10 μA（＝0.01 mA）

B：body（身体），F：floating方式（電気的絶縁），C：cardial or cor（心臓）.

(2) 等電位化システム（EPRシステム；equipotential patient reference system）

医用室（心臓カテーテル室，手術室，ICU，CCUなど）での多数機器使用では，患者が触れる可能性のあるすべての室内機器やすべての露出金属を1点接続（等電位接地）して2点間の電位差をゼロ（10 mV以下）にする．ミクロショック防止を目的としている．

3. 非常電源

医療施設においては，信頼性の高い電源供給が必須である．常時使用する商用電源の他，非常電源（表6-7）の設置が規定されている．

表6-7 非常電源の種類（JIS T 1022）

非常電源の種類	電圧確立時間（立ち上がり時間）	連続運転時間（最小）	用途（例）
一般	40秒以内	10時間以上	重要機器・照明
特別	10秒以内	10時間以上	生命維持装置
瞬時特別	0.5秒以内	10分以内（一般または特別と連結）	手術灯

2 医療用ガス

医療用ガスは「医薬品医療機器等法」で規定され，医薬品の適用を受けるものと規定外のものに大別される（表6-8）．

表6-8 医療用ガスの分類

区分	ガス名		用途	ボンベ色
医薬品に規定される	酸素ガス	日本薬局方	呼吸療法，蘇生用，高気圧酸素療法，酸素テントなど	黒
	液化酸素	日本薬局方外	同上	灰
	窒素ガス	日本薬局方	外科手術機器等の駆動用，細菌培養，人工空気	灰
	液化窒素	日本薬局方外	同上，低温寒冷療法，凍結手術など	灰
	亜酸化窒素ガス（笑気）	日本薬局方	全身麻酔，鎮静	肩部：青／本体：灰
	炭酸ガス	日本薬局方	腹腔鏡外科手術，細菌培養，冷凍庫保存，冷凍手術など	緑
	滅菌ガス（エチレンオキサイド）	日本薬局方外	手術用器具等の滅菌，消毒	灰
	キセノン	日本薬局方外	麻酔，脳内血流測定	灰
	混合ガス	承認日本薬局方外	エキシマレーザ，炭酸ガスレーザ	灰
医薬品に規定されない	臨床検査機器に用いられる校正および測定用ガス		CO_2（緑），CO（灰），H_2（赤），He（灰），N_2（灰），O_2（黒），Ar（灰），C_2H_2（褐）など	－
	生体機能検査用ガス		各種混合ガス	－
	手術機駆動に用いられるガス		大気を圧縮した空気および窒素	－
	空気圧縮酸素			－
	吸引に用いられるガス		陰圧のガス	－

3 薬品

検査室では各種法律に指定された薬品を多数取り扱う（表6-9）．毒物，劇物は施錠可能な専用の試薬庫に保管する．扉には，毒物は赤地に白字にて 医薬用外毒物 ，劇物は白地に赤字にて 医薬用外劇物 と表記する．危険物は貯蔵量に制限がある．

表6-9 薬品取り扱いに関する法律と指定薬品

法律	分類		指定薬品例
消防法	危険物	第1類：酸化性固体	重クロム酸塩，亜硝酸Na
		第2類：可燃性固体	鉄粉，硫黄，Mg
		第3類：自然発火性物質及び禁水性物質	Na, Ca（粉末）
		第4類：引火性液体	メタノール，エタノール，アセトン，トルエン，キシレン，ギムザ染色液
		第5類：自己反応性物質	ジアゾ化合物
		第6類：酸化性液体	H_2O_2，硝酸
毒物及び劇物取締法	毒物		水銀，アジ化Na
	劇物		アンモニア，メタノール，H_2O_2，キシレン
	特定毒物		四アルキル鉛，モノフルオール酢酸
労働安全衛生法関係法令	特定化学物質	第1類特定化学物質	o-トリジン
		第2類特定化学物質	重クロム酸塩，水銀，ベンゼン，ホルムアルデヒド
		第3類特定化学物質	アンモニア，硫酸
	有機溶剤	第1種有機溶剤	クロロホルム
		第2種有機溶剤	アセトン，メタノール，エタノール，トルエン，キシレン，ギムザ染色液
		第3種有機溶剤	石油ベンジン

4 感染性医療廃棄物

病院，診療所，衛生検査所などの医療関係機関から発生する医療廃棄物は，「廃棄物の処理及び清掃に関する法律」（1970年制定）（廃棄物の定義，処理基準，委託基準，廃棄物処理施設）の定めにより適正処理しなければならない（廃棄物処理法の基本法）．環境省が「廃棄物処理法に基づく感染性廃棄物処理マニュアル」を1992年に公布し，

2018年3月，2022年6月に改定版を発行した．

1．感染性廃棄物

医療関係機関等から発生する，感染性病原体が含まれ，もしくは付着している廃棄物，またはこれらのおそれのある廃棄物．

2．医療関係機関等

病院，診療所（保健所，血液センターなどを含む），衛生検査所，介護老人保健施設，介護医療院，助産所，動物の診療施設および試験研究機関（医学，歯学，薬学，獣医学にかかわるものに限る）．

3．特別管理廃棄物（表6-10）

① 毒性や感染性などの有害性をもち，環境汚染や健康被害のおそれのある廃棄物．

② 感染性廃棄物は密閉容器使用．

③ 管理台帳による排出，保管管理と委託処理状況の管理．

④ 特別管理産業廃棄物管理責任者の設置（設置義務違反には罰則適用）．

⑤ 委託処理には，マニフェスト（特別管理産業廃棄物管理票）を用いる．

（1）特別管理産業廃棄物管理責任者の要件（感染性産業廃棄物）

① 医師，歯科医師，薬剤師，獣医師，保健師，助産師，看護師，臨床検査技師，衛生検査技師または歯科衛生士

② 2年以上環境衛生指導員の職にあった者

③ 大学，高等専門学校において医学，薬学，保健学，衛生学もしくは獣医学の課程を修めて卒業した者，またはこれと同等以上の知識を有すると認められる者

（2）マニフェストの記載と使用義務

① 交付年月日と交付番号，② 排出事業所名と所在地，③ 廃棄物の種類，性状，数量などに関する情報，④ 運搬，処分の委託をした者の氏名，住所，⑤ 適正処理の確認，⑥ 5年間保存の義務，⑦ 都道府県知事または保健所設置市長への報告義務．

4．感染性廃棄物の処理法

① 焼却，② 溶融，③ オートクレーブまたは乾熱滅菌装置による処理，④ B型肝炎ウイルスに有効な薬剤または加熱による消毒法など．

C 安全衛生管理 ● 181

表 6-10　特別管理廃棄物の分類

区分	主な分類	概要
特別管理一般廃棄物	PCB 使用部品	廃エアコン，廃テレビ，廃電子レンジに含まれる PCB を使用する部品
	廃水銀	水銀使用製品が一般廃棄物となったものから回収した廃水銀
	ばいじん	ごみ処理施設の集じん施設で生じたばいじん
	ばいじん，燃え殻，汚泥	ダイオキシン特措法の特定施設である廃棄物焼却炉から生じたもので，ダイオキシン類を 3 ng/g をこえて含有するもの
	感染性一般廃棄物	医療関係機関等から排出される一般廃棄物であって，感染性病原体が含まれ，もしくは付着しているおそれのあるもの（詳細は表6-11）
特別管理産業廃棄物	廃油	揮発油類，灯油類，軽油類（難燃性のタールピッチ類等を除く）
	廃酸	著しい腐食性を有する pH 2.0 以下の廃酸
	廃アルカリ	著しい腐食性を有する pH 12.5 以上の廃アルカリ
	感染性産業廃棄物	医療関係機関等から排出される産業廃棄物であって，感染性病原体が含まれ，もしくは付着しているおそれのあるもの（詳細は表6-11）
	特定有害産業廃棄物	① 廃 PCB 等：廃 PCB および PCB を含む廃油 ② PCB 汚染物：PCB が染みこんだ汚泥，PCB が塗布され，または染みこんだ紙くず，PCB が染みこんだ木くずもしくは繊維くず，PCB が付着し，または封入されたプラスチック類もしくは金属くず，PCB が付着した陶磁器くずもしくはがれき類 ③ PCB 処理物：廃 PCB 等または PCB 汚染物を処分するために処理したもので PCB を含むもの ④ 廃石綿等：石綿建材除去事業にかかわるものまたは大気汚染防止法の特定粉じん発生施設が設置されている事業場から生じたもので飛散するおそれのあるもの (他省略)

表 6-11　感染性一般廃棄物と感染性産業廃棄物

廃棄物の種類	感染性一般廃棄物 (容器バイオハザードマーク色, 図 6-1)	感染性産業廃棄物 (容器バイオハザードマーク色, 図 6-1)
① 血液など		血液, 血清, 血漿, 体液 (精液を含む), 血液製剤 (赤)
② 手術などに伴って発生する病理廃棄物	臓器, 組織 (橙)	
③ 血液などが付着した鋭利なもの		注射針, メス, 試験管, シャーレ, ガラスくずなど (黄)
④ 病理, 微生物に関連した試験, 検査などに用いられたもの	実験, 検査などに使用した培地, 実験動物の死体など (橙)	実験, 検査などに使用した試験管, シャーレなど (黄)
⑤ その他血液などが付着したもの	血液などが付着した紙くず, 繊維くず (脱脂綿, ガーゼ, 包帯など) (橙)	血液などが付着した実験, 手術用の手袋など (橙)
⑥ 汚染物もしくはこれらが付着したまたはそれらのおそれがあるもので, ①~⑤に該当しないもの	汚染物が付着した紙くず, 繊維くず (橙)	汚染物が付着した廃プラスチック類など (橙)

感染性廃棄物を収納した容器につけることが推奨されている
国際的に統一され, 色によって内容物が分別される

赤色：液状または泥状のもの (血液など)
橙色：固形状のもの (血液などが付着したガーゼなど)
黄色：鋭利なもの (注射針など)

図 6-1　バイオハザードマーク

 ## 5 放射性同位元素 (RI)

検査室で用いられている放射性同位元素 (RI, おもな核種 ^{125}I) は kBq オーダと微量な放射線量であるが, その取り扱いは法的に定められている. なお, 吸収線量の単位はグレイ [Gy], 実効線量の単位はシーベルト [Sv] である.

1. 被曝と防護
① 放射線被曝の完全な防護法はないが, 体外被曝の防護法として,
　ⓐ 線源から離れる (α 線は数cm以下で消滅, β 線は数mで消

減する．γ線は強い透過性があるが距離の2乗に反比例），ⓑ 使用時間の短縮（被曝を少なくする），ⓒ 線源との間に遮断物を置く（α線はゴム手袋で，β線は厚さ1 cmのプラスチック板で，γ線は鉛のブロックで遮蔽）．

② 放射線の影響を受けやすい生体部位：造血組織（リンパ節，骨髄），生殖腺，胎児，上皮組織（腸，皮膚など）．

③ 放射線の被曝は，受けた線量総計により，生物学的，遺伝的に影響し子孫にまで及ぶ．

2．注意事項

① RI管理区域で扱う．
② フィルムバッジかポケット線量計の着用（個人被曝線量の測定記録）．
③ 区域内の入退室には靴の履き替え，白衣・手袋・腕カバーなどの着脱．
④ RIAキットの取り扱いは管理台帳（記録簿）を作成し厳格に管理する（キットごとに核種，数量）．
⑤ 使用器具・機器などへの汚染防止．
⑥ ピペット類はディスポーザブルのものを使用する．
⑦ 測定終了後の的確な除染処置の実施（汚染拡大防止）：ⓐ 手・皮膚・衣類などの除染は中性洗剤でよく洗い流す，ⓑ 機器類の除染は中性洗剤を含ませた布で拭き取る．

6 労働衛生管理

1．作業環境

労働安全衛生法は，職場における労働者の安全と健康を確保するとともに，快適な職場環境の形成を促進することを目的とする．さらに，作業環境の測定結果を作業環境評価基準にしたがって評価し，第2または第3管理区分であった場合は対策・改善を施さなければならない（第1管理区分は問題なし）．臨床検査の現場では，有機溶剤など有害な試薬を扱うこともある．

2．生物学的作用物質

リスクグループとして4分類される（表6-12）．リスクの大きさに応じてゴーグル，マスク，キャップ，顔面マスクなどの個人用防護具（personal protective equipment；PPE）の使用が望ましい．

表 6-12　生物学的作用物質のリスク区分

リスク グループ	リスクの程度		リスクの内容	具体例
I	ヒトへのリスク	軽度	健康なヒトや動物に疾患を生じさせない微生物（細菌，真菌，ウイルスおよび寄生虫）が含まれる．	非病原性微生物
	地域社会へのリスク	軽度		
II	ヒトへのリスク	中等度	ヒトおよび動物に疾患を引き起こす可能性はあるが，通常の環境下では健康な検査室作業者，地域社会，家畜や環境に対しては重大な危険になりそうもない病原体が含まれる．	黄色ブドウ球菌，リステリア菌
	地域社会へのリスク	限定的		
III	ヒトへのリスク	高度	通常ヒトもしくは動物に重大な疾患を引き起こすか重大な経済的損失を生じさせる可能性はあるが，偶発的な接触ではヒトからヒトへの伝播が通常は起こらないか，もしくは抗菌剤または駆虫剤で治療することができる病原体が含まれる．	チフス菌，プリオン
	地域社会へのリスク	軽度		
IV	ヒトへのリスク	高度	通常ヒトもしくは動物に重大な疾患を引き起こし，しばしば治療不可能であり直接または間接あるいは偶発的な接触により容易にヒトからヒト，ヒトから動物またはその逆に伝染する病原体が含まれる．	痘瘡ウイルス
	地域社会へのリスク	高度		

7 災害対策

大規模な地震，津波，台風，火山噴火などの災害は，建物の崩壊，火災，ライフラインの停止など大きな被害をもたらす．医療機関では災害対策マニュアルあるいは危機管理計画書を作成し，日頃から対策を講じておく必要がある．

1．火災

火災訓練，初期消火活動（表6-13），防火シャッター．

2．地震

機器，試薬棚などの転倒防止．

3．停電

非常電源の点検．

表 6-13　火災と消火器の種類

火災種類		マーク	消化剤など
普通火災（A 火災）	木材，紙，繊維などが燃える火災		水，酸・アルカリ（有機溶媒火災に不適），泡
油の火災（B 火災）	石油類その他の油類などが燃える火災		炭酸ガス，粉末，泡，ハロゲン化物（ハロン 2402，ハロン 1211，ハロン 1301）
電気火災（C 火災）	電気設備などの火災		炭酸ガス，粉末，ハロゲン化物（ハロン 2402，ハロン 1211，ハロン 1301）

D　検査の倫理

学習の目標

□ 検査の倫理規定

検査の倫理規定

　医療機関では，質の高い医療を行うために理念あるいは倫理綱領が施設，団体ごとに設定されている．

1．日本病院会倫理綱領（抜粋）

① 我々は知識と技術の習得に励み，温かな心をもって医療の質の向上に努める．

② 我々は患者の権利と自律性を尊重し，患者の視点に立った医療を行う．また権利には義務が伴うことならびに医療の不確実性について患者に理解を求める．

③ 我々は診療情報を適正に記録・管理し，開示請求には原則として応じる．

④ 我々は地域の医療・保健・介護・福祉を包括的に推進するとともに，関係諸機関・施設等との連携・協力関係を構築する．

⑤ 我々は人の自然な死に思いをいたし，緩和医療を推進し，誰もが受容しうる看取りのあり方を求める．

2. 日本臨床衛生検査技師会倫理綱領

① 会員は，臨床検査の担い手として，国民の医療および公衆衛生の向上に貢献する．
② 会員は，学術の研鑽に励み，高い専門性を維持することに努める．
③ 会員は，適切な臨床検査情報の提供と管理に努め，人権の尊重に徹する．
④ 会員は，医療人として，医療従事者相互の調和に努め，社会福祉に貢献する．
⑤ 会員は，組織人として，会の発展と豊かな人間性の涵養に努め，国民の信望を高める．

インフォームドコンセント

患者や家族が，医療行為について文書による十分な説明を受けたうえで，自らの自由意思により同意することを示す．医療行為の実施前，臨床研究においても被検者の自主的な同意が必要である．

患者の権利

世界医師会（World Medical Association；WMA）が策定した「患者の権利に関するWMAリスボン宣言」では，患者の主要な権利を示している[2]．

① 良質の医療を受ける権利
② 選択の自由の権利
③ 自己決定の権利
④ 患者が意識不明かその他の理由で意思を表明できない場合は，法律上の権限を有する代理人から，可能なかぎりインフォームド・コンセントを得なければならない．
⑤ 法的無能力の患者の場合，法律上の権限を有する代理人の同意が必要とされる．それでもなお，患者の能力が許すかぎり，患者は意思決定に関与しなければならない．
⑥ 患者の意思に反する診断上の処置あるいは治療は，特別に法律が認め，かつ医の倫理の諸原則に合致する場合には，例外的な事例としてのみ行うことができる．

⑦ 情報に対する権利
⑧ 守秘義務に対する権利
⑨ 健康教育を受ける権利
⑩ 尊厳に対する権利
⑪ 宗教的支援に対する権利

遺伝倫理

「ヒトゲノム・遺伝子解析研究に関する倫理指針（ゲノム指針）」と「人を対象とする医学系研究に関する倫理指針（医学系指針）」が統合され，「人を対象とする生命科学・医学系研究に関する倫理指針（生命・医学系指針）」が，文部科学省，厚生労働省，経済産業省により策定された．その目的および基本方針を記す[3]．

この指針は，人を対象とする生命科学・医学系研究に携わる全ての関係者が遵守すべき事項を定めることにより，人間の尊厳及び人権が守られ，研究の適正な推進が図られるようにすることを目的とする．全ての関係者は，次に掲げる全ての事項を基本方針としてこの指針を遵守し，研究を進めなければならない．

① 社会的及び学術的意義を有する研究を実施すること
② 研究分野の特性に応じた科学的合理性を確保すること
③ 研究により得られる利益及び研究対象者への負担その他の不利益を比較考量すること
④ 独立した公正な立場にある倫理審査委員会の審査を受けること
⑤ 研究対象者への事前の十分な説明を行うとともに，自由な意思に基づく同意を得ること
⑥ 社会的に弱い立場にある者への特別な配慮をすること
⑦ 研究に利用する個人情報等を適切に管理すること
⑧ 研究の質及び透明性を確保すること

遺伝情報管理

日本医学会により，「医療における遺伝学的検査・診断に関するガイドライン」が策定されている[4]．そのなかで，遺伝情報にアクセスする医療従事者は，個人情報保護法などを遵守したうえで，遺伝情報の特性を十分理解し，個人の遺伝情報を適切に扱うことを求めてい

る．さらに診療記録への記載について，次のように示している．

　生殖細胞系列の遺伝情報は，一生変化しない情報（静的情報）であると同時に全身の細胞で共通という臓器横断的な情報でもある．また，現在の血縁者のみでなく，将来の血縁者にも共有されうる．このような観点から，遺伝情報は，診療科間，および医療従事者間で患者のプライバシー保護に十分に留意する形で適切に共有され，長期間保持される必要があり，遺伝学的検査の結果や遺伝カウンセリングの内容も，原則として他の診療情報と同様に，診療記録に記載する．

参考文献

1）社団法人 日本臨床衛生検査技師会：臨床検査部門危機管理ガイドライン＝業務継続に関するマネジメントシステムの構築＝．
https://www.bousai.go.jp/kyoiku/kigyou/keizoku/pdf/kikikanri_vol_1.pdf

2）日本医師会HP：患者の権利に関するWMAリスボン宣言．
https://www.med.or.jp/doctor/international/wma/lisbon.html

3）厚生労働省HP：研究に関する指針について．
https://www.mhlw.go.jp/content/001077424.pdf

4）日本医学会HP：ガイドライン．
https://jams.med.or.jp/guideline/genetics-diagnosis_2022.pdf

セルフ・チェック ●189

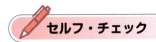

セルフ・チェック

A 次の文章で正しいものに○，誤っているものに×をつけよ．

	○	×
1. 医療事故は医療施設内ならば医療行為と無関係な事故も含まれる．	□	□
2. 医療過誤は注射針の誤刺事故（医療従事者の被害）も含まれる．	□	□
3. ヒヤリ・ハット事例は医療過誤である．	□	□
4. ハインリッヒの法則によるとヒヤリ・ハットが29に満たなければ"大きな事故・災害"は発生しない．	□	□
5. 生理学的検査および検体検査に共通して，患者・検体取り違え防止には氏名の照合がもっとも有効である．	□	□
6. パニック値とクリティカル値は同義である．	□	□
7. グルコース 30 mg/dL はパニック値である．	□	□
8. 感染対策の標準予防策に手洗いによる手指衛生の確保が含まれる．	□	□
9. 空気感染する疾患に対してサージカルマスクの着用は感染予防に有効である．	□	□
10. 接触感染する疾患に対して手袋とエプロンの着用は感染予防に有効である．	□	□
11. ヒトの最小感知電流（男性，商用交流電源，1秒間）は1Aである．	□	□
12. B形装着部の許容漏れ電流値は 0.1 mA である．	□	□
13. BF形装着部の許容漏れ電流値は 10 μA である．	□	□
14. EPRシステムでは接地点を複数箇所に設ける．	□	□
15. EPRシステムにおける等電位化とは電位差が 100 mV まで許容される．	□	□

A 1-○，2-×（医療の遂行における医療的準則違反による患者に被害を発生させた行為），3-×（患者に被害が発生していない），4-×（300），5-×（ID），6-○，7-○，8-○，9-×（N95マスク），10-○，11-×（1 mA），12-○，13-×（BF形はB形と同じ0〜1 mA，10 μAはCF形の許容漏れ電流値），14-×（1点に接続し等電位接地とする），15-×（10 mV以下）

190 ● 6 検査と社会との関わり

16. 手術灯用の瞬時特別非常電源は0.5秒以内に電圧を確立する性能が要求される. □ □

17. 液化酸素は日本薬局方により医薬品の適用を受ける. □ □

18. 毒物は白地に赤字で表記する. □ □

19. 医療機関から発生する廃棄物のうち血液は感染性一般廃棄物に分類される. □ □

20. 医療機関から発生する廃棄物のうち臓器は感染性産業廃棄物に分類される. □ □

21. マニフェスト(特別管理産業廃棄物管理票)の保存の義務は5年間である. □ □

22. γ線はゴム手袋で遮蔽できる. □ □

23. 造血組織は放射線の影響を受けやすい. □ □

24. 作業環境に特段問題がない場合は作業環境評価が第3管理区分である. □ □

25. 木材, 紙などによる火災はC火災に分類される. □ □

B

1. 検査項目と測定値の組合せでパニック値として報告する必要があるのはどれか.
   □ ① Ca　11.0 mg/dL
   □ ② クレアチニン　3.5 mg/dL
   □ ③ AST　500 U/L
   □ ④ グルコース　55 mg/dL
   □ ⑤ PCO_2　48 Torr

16-○, 17-×(受けない. 「酸素ガス」は受ける), 18-×(赤地に白字), 19-×(感染性産業廃棄物), 20-×(感染性一般廃棄物), 21-○, 22-×(できない. 鉛ブロック), 23-○, 24-×(第1管理区分. 第3管理区分は要対策改善), 25-×(A火災. C火災は電機設備による火災, B火災は油類による火災)

B 1-②(3.0以上でパニック値)

セルフ・チェック ● 191

2. 血液検査のパニック値（緊急異常値）として報告すべきなのはどれか.
- □ ① カルシウム　14.8 mg/dL
- □ ② 血糖　180 mg/dL
- □ ③ AST　210 U/L
- □ ④ Na　145 mEq/L
- □ ⑤ K　3.1 mEq/L

3. 次の検査結果でパニック値はどれか.
- □ ① 血糖　250 mg/dL
- □ ② 血清K　5.0 mmol/L
- □ ③ 血清Na　147 mmol/L
- □ ④ 血清ALT　200 U/L
- □ ⑤ 動脈血酸素分圧〈Pao$_2$〉　45 Torr

4. パニック値はどれか.
- □ ① LD　900 U/L
- □ ② Ca　10.0 mg/dL
- □ ③ AST　800 U/L
- □ ④ グルコース　55 mg/dL
- □ ⑤ 動脈血　pH 7.7

5. 医療安全について正しいのはどれか. 2つ選べ.
- □ ① 医療事故の対象は身体的被害に限定される.
- □ ② ヒヤリ・ハット事例は医療過誤と同義である.
- □ ③ 針刺し事故（医療従事者がケガ）は医療事故に含まれる.
- □ ④ 医療施設内での患者の歩行中転倒（医療と無関係）は医療事故に含まれる.
- □ ⑤ 1件の重大な事故の裏には29件のヒヤリ・ハット事例がある（ハインリッヒの法則）.

2-①（12.0超でパニック値）, 3-⑤（50未満でパニック値）, 4-⑤（7.2未満, 7.6超でパニック値）, 5-③と④（①精神的被害も含まれる, ②医療従事者の過失により患者に被害が発生した場合, ⑤29件の軽微な事故, 300件のヒヤリ・ハット）

192 ● 6 検査と社会との関わり

6. 標準予防策（スタンダードプレコーション）の対象と**ならな
い**のはどれか.
　　□ ① 汗
　　□ ② 尿
　　□ ③ 喀痰
　　□ ④ 血液
　　□ ⑤ 鼻汁

7. 結核と同じ感染経路別予防策が必要な疾患はどれか.
　　□ ① 水痘
　　□ ② 梅毒
　　□ ③ 風疹
　　□ ④ コレラ
　　□ ⑤ デング熱

8. 感染経路別予防策において空気予防策が必要な感染症はど
れか. **2つ選べ.**
　　□ ① 風疹
　　□ ② 麻疹
　　□ ③ 肺結核
　　□ ④ エボラ出血熱
　　□ ⑤ 流行性角結膜炎

9. 感染予防における感染経路対策はどれか.
　　□ ① 出席停止
　　□ ② 予防接種
　　□ ③ 早期発見
　　□ ④ 媒介動物の駆除
　　□ ⑤ 免疫グロブリン接種

6-①（②〜⑤は対象），7-①（感染経路は空気感染），8-②と③（①飛沫感染，④
飛沫感染および接触感染，⑤接触感染），9-④（感染経路に該当）

セルフ・チェック ● 193

10. 針刺し事故の予防として**誤っている**のはどれか.
- ☐ ① スタッフ全員に教育・研修を行う.
- ☐ ② 耐貫通性の廃棄物容器に廃棄する.
- ☐ ③ 針刺し事故防止マニュアルを作成する.
- ☐ ④ 採血後の針をリキャップせずに捨てる.
- ☐ ⑤ 採血後の針を隣の人に渡して処理してもらう.

11. 血液・体液曝露事故(針刺し事故)について正しいのはどれか.**2つ選べ.**
- ☐ ① プリオンは対象外である.
- ☐ ② HIVの感染成立頻度は約30%である.
- ☐ ③ HBVの感染成立頻度はHCVより高い.
- ☐ ④ 手袋の着用は針刺し防止に有効である.
- ☐ ⑤ 曝露を受けた部位(眼,粘膜以外)は流水水洗および石けんによる洗浄が基本である.

12. 院内感染について正しいのはどれか.**2つ選べ.**
- ☐ ① 日和見感染は想定していない.
- ☐ ② 薬剤耐性菌のみが対象である.
- ☐ ③ 医療従事者が媒介することがある.
- ☐ ④ 病原体が医療器具を媒介した場合は間接接触感染である.
- ☐ ⑤ 医療従事者が医療機関内で感染した場合は対象外である.

13. 体表から商用交流100 Vが加わって生じる電撃で,心室細動を発生させる電流閾値はどれか.
- ☐ ① 100 μA
- ☐ ② 1 mA
- ☐ ③ 10 mA
- ☐ ④ 100 mA
- ☐ ⑤ 1 A

10-⑤(針刺しの危険性が高い),11-③と⑤(①対象,②約0.3%,④針刺し以外の曝露に有効),12-③と④(①想定している,②薬剤耐性菌以外の細菌も対象,⑤対象である),13-④

194 ● 6 検査と社会との関わり

14. 商用交流電流（50 Hz）を皮膚から1秒間通電したとき，人体の電撃反応における離脱電流値はどれか．
- ☐ ① 0.1 mA
- ☐ ② 1 mA
- ☐ ③ 10 mA
- ☐ ④ 100 mA
- ☐ ⑤ 1,000 mA

15. 商用交流によるマクロショックで最小感知電流［mA］はどれか．
- ☐ ① 0.01
- ☐ ② 0.1
- ☐ ③ 1
- ☐ ④ 10
- ☐ ⑤ 100

16. CF形装着部を表す医用電気機器の図記号はどれか．
- ☐ ①
- ☐ ②
- ☐ ③
- ☐ ④
- ☐ ⑤

14-③，15-③，16-②

セルフ・チェック ● 195

17. EPRシステム（等電位接地）で規定されている機器間の電位差はどれか.
- [ ] ① 10 μV以下
- [ ] ② 100 μV以下
- [ ] ③ 1 mV以下
- [ ] ④ 10 mV以下
- [ ] ⑤ 100 mV以下

18. 病院電気設備の安全基準（JIS T 1022）で定められている瞬時特別非常電源の立ち上がり時間はどれか.
- [ ] ① 0.1秒以内
- [ ] ② 0.5秒以内
- [ ] ③ 1秒以内
- [ ] ④ 5秒以内
- [ ] ⑤ 10秒以内

19. 病院電気設備の安全基準（JIS T 1022）で定められている特別非常電源の立ち上がり時間と最小の連続運転時間との組合せで正しいのはどれか.

	立ち上がり時間	連続運転時間
①	0.5 秒以内	10分以上
②	10 秒以内	1時間以上
③	10 秒以内	10時間以上
④	40 秒以内	10時間以上
⑤	40 秒以内	24時間以上

20. 医療用ガスとして容器に緑色のボンベが用いられるのはどれか.
- [ ] ① 酸素
- [ ] ② 窒素
- [ ] ③ 混合ガス
- [ ] ④ 二酸化炭素
- [ ] ⑤ 亜酸化窒素

17-④，18-②，19-③，20-④

196 ● 6 検査と社会との関わり

21. 高圧ガスの容器に黒色のボンベを用いるのはどれか.
  □ ① 酸素
  □ ② 水素
  □ ③ 窒素
  □ ④ ヘリウム
  □ ⑤ 二酸化炭素

22. 医薬品医療機器等法で医薬品に**規定されていない**医療用ガスはどれか.
  □ ① 酸素
  □ ② 窒素
  □ ③ 炭酸ガス
  □ ④ ヘリウム
  □ ⑤ キセノン

23. 灰色の高圧ガス容器に入っているのはどれか. **2つ選べ.**
  □ ① 酸素ガス
  □ ② 窒素ガス
  □ ③ 水素ガス
  □ ④ 炭酸ガス
  □ ⑤ 滅菌ガス

24. 毒物はどれか.
  □ ① キシレン
  □ ② メタノール
  □ ③ アンモニア
  □ ④ 過酸化水素
  □ ⑤ アジ化ナトリウム

21-①, 22-④, 23-②と⑤(①黒, ③赤, ④緑), 24-⑤(①, ②, ③, ④は劇物)

セルフ・チェック ● 197

25. 医療機関から排出される感染性廃棄物でないのはどれか.
- □ ① 使用済みの注射針
- □ ② 手術使用後の手袋
- □ ③ 血液付着ガーゼ
- □ ④ 測定終了後の採血管
- □ ⑤ オートクレーブ処理後のシャーレ

26. 感染性一般廃棄物の対象になるのはどれか. **2つ選べ.**
- □ ① 血液製剤
- □ ② 臓器・組織
- □ ③ 患者余剰検体
- □ ④ 血液の付着した注射針
- □ ⑤ 血液の付着したガーゼ

27. 黄色のバイオハザードマークが貼付されている容器に廃棄するのはどれか.
- □ ① 胸水が入った試験管
- □ ② 血液が入った採血管
- □ ③ 血液が付着したガーゼ
- □ ④ 使用済みの骨髄穿刺針
- □ ⑤ 圧迫止血に用いた酒精綿

28. 赤色のバイオハザードマークが貼付されている容器に廃棄するのはどれか.
- □ ① 血液が付着したガーゼ
- □ ② 手術で切除された臓器
- □ ③ 血液が入った採血管
- □ ④ 細菌を培養した培地
- □ ⑤ 使用済みの注射針

25-⑤（感染性はなくなっている），26-②と⑤（①，③，④感染性産業廃棄物），
27-④（①，②赤，③，⑤橙），28-③（①，②，④橙，⑤黄）

198 ● 6 検査と社会との関わり

29. 橙色のバイオハザードマークの感染性医療廃棄物容器に廃棄するのはどれか. **2つ選べ.**
- ☐ ① 採血後の注射針
- ☐ ② 検査完了した血清
- ☐ ③ 血液の付着した手袋
- ☐ ④ 培養に使用したシャーレ
- ☐ ⑤ 手術中に発生した病理組織片

30. 放射線感受性が最も高いのはどれか.
- ☐ ① 肺
- ☐ ② 筋肉
- ☐ ③ 腎臓
- ☐ ④ 肝臓
- ☐ ⑤ 生殖腺

31. 放射性同位元素〈RI〉の取扱いについて**誤っている**のはどれか.
- ☐ ① 靴を履き替える.
- ☐ ② 手袋を着用する.
- ☐ ③ 特定された管理区域内で取扱う.
- ☐ ④ 放射線量の単位はグレイ [Gy] である.
- ☐ ⑤ ラジオイムノアッセイ〈RIA〉キットは管理台帳を作成し厳格に管理する.

32. 作業管理はどれか. **2つ選べ.**
- ☐ ① 代替品の使用
- ☐ ② 健康診断の実施
- ☐ ③ 曝露時間の短縮
- ☐ ④ 個人保護具の使用
- ☐ ⑤ 局所排気装置の設置

29-③と⑤(①, ④黄, ②赤), 30-⑤(生殖腺>(肺, 肝臓, 腎臓)>筋肉), 31-④(ベクレル [Bq]), 32-③と④(①, ⑤作業環境管理, ②健康管理)

セルフ・チェック ● 199

33. 作業環境管理における管理濃度について正しいのはどれか.
  □ ① 法的拘束力をもつ.
  □ ② 環境基本法で規定されている.
  □ ③ 作業環境の曝露濃度の限界値である.
  □ ④ 大気汚染物質の環境基準に用いられる.
  □ ⑤ 1日8時間曝露しても労働者の健康に影響のない量である.

33-①（②労働安全衛生法，③，④作業環境評価基準，⑤許容濃度）

索　引

和　文

あ

アクシデント　168, 170
アデノウイルス　63
アレルギー　57
安全衛生管理　176

い

胃液　62
一元配置分散分析　107
一次標準物質　140
一次分類　11
一次利用　69
一定系統誤差　111, 114
遺伝学的検査　1
遺伝情報管理　187
遺伝倫理　187
医薬用外劇物　176, 179
医薬用外毒物　176, 179
医療安全管理チーム　22
医療過誤　168
医療関連サービスマーク制度　151
医療記録の電子的保存　86
医療事故　168
医療費包括化　36
医療用ガス　178
インシデント　168, 170
陰性適中度　147
咽頭　63
咽頭ぬぐい液　63
インフォームドコンセント　186
インフォームド・コンセント手続き　69

う

臼井法　126, 131
運動後上昇　47
運動後低下　47

え

衛生検査所　22
栄養サポートチーム　21

お

オーダリングシステム　84

か

回収率　111
疥癬　65
疥癬トンネル　65
解糖阻止剤　49
外部精度管理〔評価〕　130
外部精度管理調査　126, 136
外部精度評価　126
外来迅速検体検査加算　4
各種標準作業書　150
喀痰　60
カットオフ値　146, 147
カテゴリーデータ　105
過敏症　57
仮報告　91
患者の権利　186
干渉物質　112
感染経路別予防策　175
感染症　56
感染症迅速検査　25

索　引 ●201

感染性医療廃棄物　68, 176, 179
感染性廃棄物　180
感染対策　175
感染対策チーム　20
感電防止　176, 177
感度　145
管理限界　119, 126
管理試料　34

き

棄却検定　107
危険率　105
技術誤差　114
規準化数値　138
基準値平均法　126, 133
基準範囲　103
基準（分析）法　139
寄生虫検査　60
北村の許容誤差限界　117
帰無仮説　104
逆相関　134
共用基準範囲　142
極端値　171, 172
許容限界　119
許容誤差限界　115, 116
緊急検査　2
緊急報告　91

く

空気感染　175
偶発誤差　115, 130
クオリティマネジメント　98
クロスチェック　126, 136

け

警告限界　126, 129
系統誤差　114, 130
計量診断　1
ゲタバキ誤差　114

血管迷走神経反応　54
血漿　52
血清　52
原価計算　37
検査過誤の管理　138
検査計画　10
検査結果の評価　92
検査結果の保存　93
検査項目包括化　36
検査室の第三者評価　151
検査の精度の確保に係る責任者　149
検査の倫理　185
検出限界　111
検証　144
健診　2
検診　2
検体検査　11, 23
検体自動搬送システム　88
検体照合　86
検体の種別　88
検体の前処理　89
検体廃棄法　68
検体搬送　88
検体搬送法　68
検体保存法　68
見読性　86

こ

抗凝固剤　49
校正管理　34
酵素活性の単位　121
高値・低値チェック法　126, 134
喉頭　63
項目間チェック法　126, 134
呼吸ケアサポートチーム　21
国際単位　121
黒色真菌感染症　65
誤差　110, 114
個人情報保護　35

個人被曝線量　183
固有誤差　114
コントロールサーベイ　126, 136
コンパニオン検査　5

さ

災害対策　184
細菌培養　63
採血管の種類　87
採血器具　46
採血条件　46
在庫管理　34
在宅検査　27
最頻値　102, 132
細胞　61
財務的資源　35
作業環境　183
作業日誌等　150
サテライト化　17
残差変動　131
残余検体　69

し

歯科領域唾液検査　64
至急報告　91
止血困難　57
事故影響レベル分類　170
実用基準法　139
実用性　144
試薬の在庫管理　34
シャント　58
収支計算　37
収支バランス　37
十二指腸液　62
十二指腸ゾンデ法　62
術後検査　8
術前検査　6
守秘義務　35
消火器　185

小水疱蓋　64
静脈血　52
食後上昇　46
食後低下　46
褥瘡管理チーム　21
処置限界　126, 129
試料間変動　131
診察前検査　4
診察前報告　91
人事管理　35
真正性　86
迅速検査　25
迅速抗原検査　63
診断プロセス　10
人的資源　35
真度　98, 126
浸透圧重量モル濃度　121
信頼区間　107, 111
信頼性　144
信頼性評価　144
診療支援部門　19
診療報酬点数表　37

す

随時尿　59
水疱　65
水疱蓋　64
数値データ　105
スクリーニング検査　2

せ

精液　61
正確さ　110, 126
精確さ　110
正規性の検定　106
正規分布　102, 103
性差　47
精度管理　98
精度管理試料　126

索 引 ●203

精度保証　98
精度保証施設認証制度　151
正の相関　134
生物学的作用物質　183, 184
精密検査　2
精密さ　98, 110, 112, 126
精密度　101, 126
生理学的検査　12, 24
セクレチン　62
接触感染　175
全血　52
穿刺液　67

そ

相加誤差　108, 114, 115
相関係数　108
総合的品質管理　98
総合病院の組織　18
爪床　65
相乗誤差　108, 111, 114, 115
双値法　126, 130
早朝起床時尿　59
組織　61

た

第1種の誤り　105
第2種の誤り　105
体腔　67
対数正規分布　103
台帳　150
対立仮説　104
唾液　63
多重性の問題　106
多重比較　107
タスクシフト／シェア　30
妥当性確認　144
単位　120

ち

チーム医療　20
治験業務　28
治験コーディネーター　29
腔　67
中央化　17
中央値　102, 103
中間尿　59
直線回帰式　108
直線性　111
直腸スワブ　60

つ

通常報告　91
爪白癬　65

て

定量限界　111
適中度　146
デルタチェック法　126, 135
添加回収試験　111
電撃防止　176, 177
癜風　65

と

同時再現性　112
等電位化システム　177
糖尿病ケアチーム　21
当量濃度　121
特異性　112
特異度　145
特殊検査　2
特別管理廃棄物　180
トレーサビリティ　142

な

内視鏡スコープ　66
内部精度管理　34, 126

ナンバープラス　132
ナンバープラス法　126, 132

に

新谷法　126, 133
二次標準物質　140
二次分類　11
二重測定法　126, 131
二次利用　69
日間変動　111
日常一般法　139
日常検査　25
日内精密度　113
日内変動　47, 131
日間精密度　113
日差変動　131
日本病院会倫理綱領　185
日本臨床衛生検査技師会倫理綱領　186
尿　59
尿採取　59
認証値　111

ね

年齢差　47

の

膿　65
脳脊髄液　62
濃度　120
囊胞　67
ノンパラメトリック法　104

は

パーセント濃度　120
バイオハザードマーク　69, 182
バイオマーカー検査　5
ハインリッヒの法則　169
発生源入力　84
パニック値　171, 172, 173

パラメトリック法　104
針刺し切創　58
範囲　101

ひ

非SI単位　124
皮下血腫　57
鼻腔　63
鼻腔吸引液　63
鼻腔ぬぐい液　63
非常電源　176, 177
微生物検査　60
皮膚　64
皮膚カンジダ症　65
飛沫感染　175
ヒヤリ・ハット　168, 169
病院機能評価認定　151
標準化　139
標準誤差　101
標準採血法　50
標準作業書　150
標準物質　34, 110, 140
標準予防策　175
標的分子　5
標本　100
標本標準偏差　100
比例系統誤差　114

ふ

付加情報　91
不確かさ　113
物的資源　35
不偏標準偏差　101
不偏分散　100
プラスマイナス管理図　131
分析後プロセス　91
分杯尿　59
分泌液　67
糞便　60

索　引 ● 205

へ

ヘアブラシ法　64
平均値　102
併行精度　112
米国病理医協会　151
変動係数　101

ほ

妨害物質　112
包括医療費支払制度　10
放射性同位元素　182
保管状態　34
母集団　99
保守管理　34
保存性　86

ま

マクロショック　176
末梢神経損傷　55
マニフェスト　176, 180
マラセチア毛包炎　65
マルチルール管理図法　126, 130

み

ミクロショック　176

め

免疫学的便潜血　60

も

毛細血管血　52
毛髪　64, 67

モル濃度　120

ゆ

有意差　105
有意水準　105
尤度比　147
有病率　146, 147

よ

陽性適中度　146
予後の検査　9

ら

ランダム誤差　115

り

リキャップ　58
リスクマネジメント　173
リスボン宣言　186
鱗屑　64

る

累積和法　126, 129

れ

連結不可能匿名化　35

ろ

労働衛生管理　183

数字

24時間蓄尿　59

欧　文

A

AI 活用　1
ALBI グレード　8
ALBI スコア算出法　8
A 群溶血性連鎖球菌　63
A 胆汁　62

B

BF 形　177
B 形　177
B 胆汁　62

C

CAP　151
CF 形　177
Child-Pugh 分類　8
CRM　141
CV ポート　58
C 胆汁　62

D

DPC 制度　10

E

EPR システム　176, 177

F

F 検定　105

G

Gram 染色　63

H

HIS　84
Hoffmann 法　126, 132, 133

I

ISO 15189　98, 151
ISO 17025　98
ISO 9001　98, 151

J

JCI　151

L

LIS　84

N

nkat/L　122

O

OTC　27

P

paired t 検定　106
Pearson の積率　108
POCT　26

R

ROC 曲線　147, 148
$|R/\overline{X}|$ 法　126, 133

S

SARS-CoV-2 の PCR 検査　63
SDI　138
SI 基本単位　122
SI 組立単位　123, 124
SI 接頭語　124, 125
SI 単位　122
SOP　31
SOP 要求事項　32
SPD　34

SRM　141
Studentのt検定　105

T

TAT　90
Tonksの許容限界　117
TQC　98
t検定　105

U

U/L　121

V

VVR　54

W

Welchのt検定　105

X

$\bar{x}$-R管理図法　98, 126, 127

Z

Z-V管理図　131

【著者略歴】

只野 智昭
（ただの ともあき）

1986年	大東医学技術専門学校臨床検査科卒業
	(財)東京都予防医学協会検査研究センター
1991年	東京理科大学理学部第二部化学科卒業
	大東医学技術専門学校臨床検査科実習助手
1999年	大東医学技術専門学校臨床検査科専任講師
2006年	順天堂大学医学部消化器外科学講座（下部消化管外科学）研究生修了
2007年	大東文化大学スポーツ・健康科学部健康科学科実習助手
2016年	大東文化大学スポーツ・健康科学部健康科学科講師
2020年	大東文化大学スポーツ・健康科学部健康科学科准教授
現在にいたる	博士（医学）

ポケットマスター臨床検査知識の整理
臨床検査総合管理学・医療安全管理学　ISBN978-4-263-22429-8

2025年2月10日　第1版第1刷発行

　　　　　著　者　只　野　智　昭
　　　　　発行者　白　石　泰　夫
　　　　　発行所　医歯薬出版株式会社

〒113-8612　東京都文京区本駒込1-7-10
TEL（03）5395-7620（編集）・7616（販売）
FAX（03）5395-7603（編集）・8563（販売）
https://www.ishiyaku.co.jp/
郵便振替番号 00190-5-13816

乱丁，落丁の際はお取り替えいたします．　　　　印刷・木元省美堂／製本・愛千製本所
© Ishiyaku Publishers, Inc., 2025. Printed in Japan

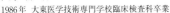

本書の複製権・翻訳権・翻案権・上映権・譲渡権・貸与権・公衆送信権（送信可能化権を含む）・口述権は，医歯薬出版㈱が保有します．
本書を無断で複製する行為（コピー，スキャン，デジタルデータ化など）は，「私的使用のための複製」などの著作権法上の限られた例外を除き禁じられています．また私的使用に該当する場合であっても，請負業者等の第三者に依頼し上記の行為を行うことは違法となります．

JCOPY ＜出版者著作権管理機構　委託出版物＞

本書をコピーやスキャン等により複製される場合は，そのつど事前に出版者著作権管理機構（電話 03-5244-5088，FAX 03-5244-5089，e-mail：info@jcopy.or.jp）の許諾を得てください．